JN040962

喘息診療
実践ガイドライン
2024

Practical Guidelines for Asthma Management 2024

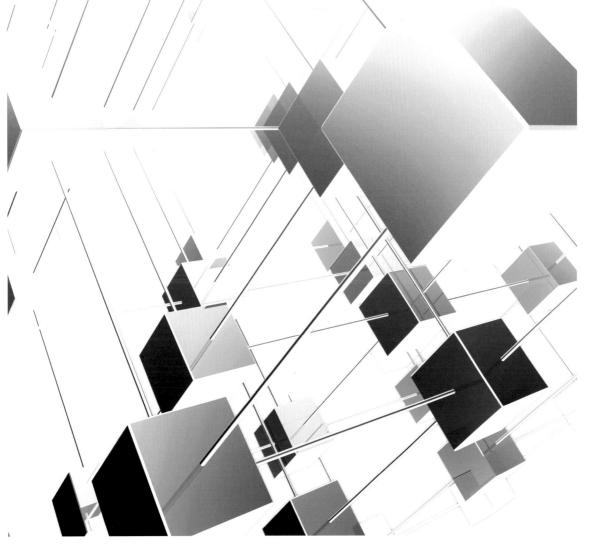

作成：一般社団法人日本喘息学会
　　　喘息診療実践ガイドライン作成委員会

協和企画

喘息診療実践ガイドライン 2024　作成委員・執筆協力者等一覧

■日本喘息学会理事長
東田　有智　近畿大学病院

■日本喘息学会ガイドライン作成委員会委員長
玉置　淳　東京女子医科大学

■日本喘息学会ガイドライン作成委員会委員（五十音順）
足立　雄一　富山赤十字病院小児アレルギーセンター
石浦　嘉久　関西医科大学内科学第一講座呼吸器リウマチ膠原病内科
石塚　全　福井大学医学系部門呼吸器内科学分野
金子　猛　横浜市立大学大学院医学研究科呼吸器病学教室
金廣　有彦　姫路聖マリア病院アレルギー疾患総合診療部門
權　寧博　日本大学医学部内科学系呼吸器内科学分野
近藤りえ子　近藤内科医院／藤田医科大学
坂上　拓郎　熊本大学大学院生命科学研究部呼吸器内科学講座
相良　博典　昭和大学医学部内科学講座呼吸器・アレルギー内科学部門
佐野　博幸　近畿大学病院アレルギーセンター
関谷　潔史　国立病院機構相模原病院アレルギー・呼吸器科／臨床研究センター
　　　　　　気管支喘息研究室
多賀谷悦子　東京女子医科大学内科学講座呼吸器内科学分野
滝沢　琢己　群馬大学大学院医学系研究科小児科学分野
田中　明彦　昭和大学医学部内科学講座呼吸器・アレルギー内科学部門
玉田　勉　東北大学大学院医学系研究科内科病態学講座呼吸器内科学分野
長瀬　洋之　帝京大学医学部内科学講座呼吸器・アレルギー学
永田　真　埼玉医科大学病院呼吸器内科／アレルギーセンター
原田　紀宏　順天堂大学医学部内科学教室呼吸器内科学講座
久田　剛志　群馬大学医学部附属病院呼吸器・アレルギー内科／群馬大学大学院
　　　　　　保健学研究科
放生　雅章　国立国際医療研究センター病院呼吸器内科
保澤総一郎　広島アレルギー呼吸器クリニック
堀口　高彦　豊田地域医療センター／藤田医科大学
丸毛　聡　田附興風会医学研究所北野病院呼吸器内科・感染症科
宮原　信明　岡山大学病院呼吸器・アレルギー内科／岡山大学学術研究院保健学
　　　　　　域検査技術科学分野
迎　寛　長崎大学大学院医歯薬学総合研究科呼吸器内科学分野（第二内科）
山口　正雄　帝京大学ちば総合医療センター内科（呼吸器）
横山　彰仁　高知大学医学部呼吸器・アレルギー内科学
吉原　重美　獨協医科大学医学部小児科学

■執筆協力者（五十音順）
尾長谷　靖　長崎大学大学院医歯薬学総合研究科呼吸器内科学分野（第二内科）
妹尾　賢　岡山大学学術研究院医歯薬学域血液・腫瘍・呼吸器内科学
谷口　暁彦　国立病院機構福山医療センター呼吸器内科
中込　一之　埼玉医科大学病院呼吸器内科／アレルギーセンター

■事務局
赤羽　朋博　東京女子医科大学内科学講座呼吸器内科学分野

序

　2020 年 4 月，一般社団法人日本喘息学会（Japan Asthma Society，JAS）を設立し 4 年が経過しました．この学会では「非専門医の日常診療に役立つ【喘息治療ガイドライン】を作成する」という目標を掲げ，2021 年 7 月に『喘息治療実践ガイドライン 2021』（Practical Guideline for Asthma Management 2021，PGAM2021）を発刊しました．2022 年，2023 年には改訂版を発刊し今回で 3 回目の改訂になります．

　喘息という疾患は common disease であり喘息患者の約 80% は開業されている先生方が診療されています．そのことから，このガイドラインでは「一般診療下での喘息診療をいかに行うか？」という点で，診断においては問診の重要性を中心に据え，治療においては Precision Medicine，Treatable trait approach を見据えたものにしました．

　今回の改訂では以下のポイントを重要と考えています．
・「一目でわかる喘息診療の基本的ロードマップ」を作成する．
・喘息の分類をアトピー型と非アトピー型から「タイプ 2 喘息」と「低タイプ 2 喘息」に変更する．
・ICS/formoterol，SABA＋ICS の発作治療薬（レリーバー）として使用を可とする（軽症喘息に対する ICS/formoterol の as-needed の使用は，今回は見送る）．
・「生物学的製剤の適正使用」を追加する．
・「吸入療法」については，必要に応じて二次元コードなどを示すことにより『吸入療法エキスパートのためのガイドブック 2023』の連携を図る．
・小児喘息の治療を充実させるため「小児喘息」のセクションを新設する．

　本ガイドラインでは最新の研究成果やエビデンスに基づいた診療のポイントを紹介し，臨床現場での治療において役立つ情報を提供しています．医療技術や情報が進化する中で我々は常に最新の知識を取り入れ，患者様のために最善の治療を行っていくことが求められています．読者の皆様にとって本ガイドラインが喘息の適切な治療において有益な情報となることを願っております．

　最後に，本ガイドラインの改訂に御協力いただいた関係者の皆様に深く感謝申し上げます．引き続き，喘息治療の向上に努めてまいりますので今後とも御支援と御協力を賜りますようお願い申し上げます．

2024 年 7 月吉日

一般社団法人日本喘息学会

理事長　東田　有智

目次

PGAM2024　改訂のポイント

章	項目		改訂内容
	一目でわかる喘息診療の基本的ロードマップ		新設：喘息を疑ってからどのように診療を進めていくかを，一目でわかるように本書の構成に沿って図示
第1章 病態	1-1 1-2 1-3	タイプ2喘息の病態 低タイプ2喘息の病態 急性増悪時の病態	・タイプ2気道炎症と低タイプ2気道炎症の機序の図を2つに分割 ・タイプ2炎症の関与が乏しい「低タイプ2喘息あるいは非タイプ2喘息」が認められることを記載
第2章 診断	2-1	問診	・表2-1「喘息を疑う患者に対する問診チェックリスト」に「9　冷気によって呼吸器症状が誘発される」を追記 ・表2-2「気道過敏性を示唆する症状と刺激のチェックリスト」から「症状」部分を削除
	2-2	喘息の臨床診断	診断にあたり前版「臨床効果はあるが喘鳴がない場合は低用量ICS/LABAまたはICS単剤にステップダウンし，再燃後に中用量ICS/LABAの効果の再現性を確認できたとき」から「症状改善後，ステップダウンあるいは治療中断後に再度症状が出現する場合にICS増量や吸入薬再開で効果が得られたら再現性ありとして喘息と診断する」に改訂され，「再現性の確認は気道感染などによる症状が自然軽快するタイミングと喘息治療開始が重なることで誤った診断を回避するために必要」と付記
	2-3	慢性咳嗽の鑑別診断	表題「プライマリ・ケアで容易に特定できない慢性咳嗽の鑑別診断（特に咳喘息とアトピー咳嗽の診断について）」を「慢性咳嗽の鑑別診断」と改訂（「咳喘息」と「アトピー咳嗽」の解説を削除）
	2-4	喀痰と気道粘液栓	・タイトルを「喀痰調整薬」から「喀痰と気道粘液栓」に変更し，生物学的製剤の効果が期待できる点を追記
第3章 検査・評価	3-1	血中好酸球数	新設：適切な評価と定期モニタリングによって効果的な喘息治療と予後改善を図り得る血中好酸球数を解説
	3-2	アレルギー検査	修正・変更なし
	3-3	FeNO	修正・変更なし
	3-4	PEF	・冒頭にサマリーを追記 ・電子PEFメーターとアプリによる遠隔地の医療者の管理が可能になった点を追記
	3-5	気道可逆性・気道過敏性	・冒頭にサマリーを追記 ・気道過敏性検査の種類および間接的気道負荷による過敏性が喘息の気道炎症を反映する解説を追記 ・気道可逆性検査前に中止することが望ましい気管支拡張薬の表を削除
	3-6	喘息コントロールの評価—ACT	小児領域の記載を第7章に移行
	3-7	重症化因子	重症化予防チェックリスト見直し（「心身医学療法」は「呼吸パターン異常やナイメーヘン質問票，うつ病・抑うつ質問票，不眠の有無，ストレス対策，心身医学療法」に変更)

章		項目	改訂内容
第4章 治療	4-1	喘息患者の治療目標 (臨床的寛解)	本文の項目記載の順番を，臨床的寛解の「早期達成の必要性」，「達成できた場合の次の目標」，「達成できない場合は治療の再検討」と論理に沿って変更
	4-2 長期管理	1) 喘息治療のフロー	・「喘息治療のフローチャート」の中用量 ICS/LABA 下段に「コントロール良好→治療継続，ステップダウン」を追加，「コントロール不十分/不良」の下段に「Treatable traits の抽出」を追加し，「タイプ2炎症」「咳，痰，気流制限」「鼻炎」「GERD」などの要因を挙げて，基本となる治療の追加などそれぞれの対応を検討する必要があることを記載 ・小児領域の記載を第7章に移行
		2) 喘息の重症度	低中高の「各用量の ICS/LABA を基本とした治療」で得られる効果による重要度を判定することを記載
		3) 喘息治療のステップダウン	代表的なステップダウンの具体例の「高用量 ICS/LABA または高用量 ICS/LABA/LAMA＋OCS」を「高用量 ICS/LABA＋OCS または高用量 ICS/LABA/LAMA＋OCS」に変更（OCS：経口ステロイド薬）
		4) 重症患者への対応	・図4-4「中等症以上の喘息治療のフローチャート」を「重症喘息治療のフローチャート」と変更 ・フローチャートの「タイプ2炎症なし」以下の「気管支熱形成術」を削除し，マクロライド少量長期投与・テゼペルマブ（オマリズマブも可）の選択肢を追記
		5) 生物学的製剤 「生物学的製剤の適正使用」	・「生物学的製剤の適正使用」を新設. 1. 投与対象患者 2. 投与前の確認事項（鑑別疾患・併存症） 3. 薬剤選択（各薬剤の基本的な対象患者像） 4. 投与中モニタリング 上記の項目について簡潔明瞭に解説. ・表4-5「生物学的製剤一覧表」を更新 ・図4-5「コントロール不良な重症喘息の治療アルゴリズム」の評価項目に「コントロール状況（ACT など），増悪の有無，OCS および SABA 使用頻度」を追加.「反応性良好」に「臨床的寛解を目標」を追加
		◎抗 IgE 抗体オマリズマブ投与量換算表	修正・変更なし
		6) 喘息におけるアレルゲン免疫療法 (AIT)	「安定期にも閉塞性換気障害がある症例は副作用リスクが高く，かつ有効例が少ないことから行うべきではない」「中等症から重症例でも呼吸機能が保たれている場合には有効な症例がある. 生物学的製剤（抗 IgE 抗体，抗 IL-4 受容体α鎖抗体）との併用の有効性も報告されている」などを追記
		7) 漢方薬	修正・変更なし
	4-3	急性増悪（発作）管理	修正・変更なし

章		項目	改訂内容
第5章 合併症	5-1	合併症チェックリスト	修正・変更なし
	5-2	合併症のコントロール評価	
	5-3	COPD	・表 5-6「喘息患者で COPD の併存を疑うチェックリスト」に「年単位で見ると呼吸困難症状が進行・悪化している」を追加 ・JRS『ACO 診断と治療の手引き 2023』から「ACO 診断の目安」が示され「診断にはスパイロメトリーが必須で気管支拡張薬投与後の 1 秒率 70% 未満を確認する必要があるため，診断の際は専門医への紹介を考慮する」を追記
	5-4	アレルギー性気管支肺真菌症（ABPM）	・ABPM・EGPA・N-ERD の 3 項目を【疾患概念】【臨床像】【診断】【治療】【予後】と項目を統一 ・全文を見直し，臨床像，診断・治療を詳述 ・表「真菌アレルゲン対策」を新設追加
	5-5	好酸球性多発血管炎性肉芽腫症（EGPA）	・厚労省 EGPA 診断基準の主要臨床所見②好酸球増加に「（末梢血白血球の 10% 以上または 1,500/μL 以上）」を追記 ・ACR/EULAR の ANCA 関連血管炎における EGPA 分類基準を追加（「血管炎症状がある」ことが前提） ・治療に「多施設共同二重盲検第Ⅲ相無作為化実薬対照非劣性試験においてベンラリズマブがメポリズマブとの非劣性が示され，今後の保険適用追加が予想される」ことを追記
	5-6	NSAIDs 過敏喘息	・診断に「気道外症状として狭心痛，腹痛，皮疹などを認めることがある」を追加
	5-7	運動誘発喘息/アスリート喘息	・TUE などドーピングに関する情報源として日本アンチ・ドーピング機構の Web サイトに一本化
	5-8	妊婦の喘息	・喘息の増悪やコントロール不良が母体の子癇前症や胎児の低酸素血症を引き起こしやすく早産や低出生体重児，先天異常の発生率が高まること，妊娠中の喘息増悪の危険因子などをエビデンスとともに追記 ・重症喘息の妊婦における生物学的製剤の知見を追記 ・妊娠中・分娩中の喘息管理の重要性を追記
	5-9	高齢者喘息	吸入デバイス選択時の練習器の必要性や pMDI でのスペーサーの有用性，ワクチンや運動療法を推奨することを追記
	5-10	思春期喘息・移行期医療	修正・変更なし
	5-11	周術期管理	・術前診療での確認事項の拡充，コントロール不十分な場合の具体的な対応，緊急手術時の対応を追記 ・術中管理でのリドカインを追記

章		項目	改訂内容
	5-12	喘息とウイルス感染	・呼吸器感染症の主なウイルスを追記 ・項目「ウイルス感染予防」を新設
	5-13	職業性喘息	修正・変更なし
第6章 吸入療法 など			・「吸入デバイスの種類と特徴」：吸入デバイス一覧表 （p.65），吸入薬解説（p.66〜69）削除 ・「吸入指導」「吸入手技のチェック」：記載内容縮小 ※上記と p.74〜77 は『吸入療法エキスパートのための ガイドブック 2023』を参照とする．同ガイドブックの 主要なページを閲覧できるように二次元コードを付与
第7章 小児喘息			・小児喘息の記載を集約して章を新設（「病態，診断」 「喘息コントロールの評価」「長期管理（小児喘息にお ける生物学的製剤の用法・用量）」「急性期対応（医療 機関での対応）」などに項目を分類 ・「LTRA or ICS（低用量）」でコントロール不十分 or 不 良の場合の対応を更新 ・ICS/LABA で FF/VI（FVC）が小児の適応を得て表 7-1 に追加 ・小児の喘息における生物学的製剤の用法・用量を表 7-2 として追加 ・急性増悪（発作）時の医療機関での対応における 「＊3 入院治療の適応」を更新
第8章 その他	8-1	喘息患者で使用を注意 すべき薬剤	修正・変更なし
	8-2	専門医へ紹介するタイ ミング	内容から気管支熱形成術の記載を削除
	8-3	専門医紹介時のひな型	専門医への紹介により増悪が減少することをエビデン スとともに追記
	8-4	地域連携パス	修正・変更なし
	8-5	医療連携が可能な大学 病院など	静岡県立総合病院，田附興風会医学研究所北野病院を 追加
	8-6	Web 情報	日本喘息学会事務局の住所を変更

本書における主な略語一覧

略語	和文表記	英文表記
ABPA	アレルギー性気管支肺アスペルギルス症	allergic bronchopulmonary aspergillosis
ABPM	アレルギー性気管支肺真菌症	allergic bronchopulmonary mycosis
ACO	喘息・COPD オーバーラップ	asthma-COPD overlap
ACT	喘息コントロールテスト	asthma control test
AIR	抗炎症発作治療薬	anti-inframmatory reliever
AIT	アレルゲン免疫療法	allergen immunotherapy
BUD	ブデソニド	budesonide
C-ACT	喘息コントロールテスト（小児用）	childhood asthma control test
CHS	過敏性咳症候群	cough hypersensitivity syndrome
COPD	慢性閉塞性肺疾患	chronic obstructive pulmonary disease
CPAP	持続陽圧気道圧	continuous positive airway pressure
DPI	ドライパウダー定量吸入器	dry powder inhaler
EGPA	好酸球性多発血管炎性肉芽種症	eosinophilic granulomatosis with polyangiitis
FeNO	呼気中一酸化窒素濃度	fractional exhaled nitric oxide
FEV_1	1 秒量	forced expiratory volume in one second
FM	ホルモテロールフマル酸塩	formoterol fumarete hydrate
FSSG 問診票	胃食道逆流症問診票	frequency scale for the symptoms of GERD
FVC	努力肺活量	forced vital capacity
GERD	胃食道逆流症	gastroesophageal reflux disease
ICS	吸入ステロイド薬	inhaled corticosteroid
IL	インターロイキン	interleukin
ILC2	2 型自然リンパ球	group 2 innate lymphoid cells
LABA	長時間作用性 β_2 刺激薬	long-acting β_2-agonist
LAMA	長時間作用性抗コリン薬	long-acting muscarinic antagonist
LT	ロイコトリエン	leukotriene
LTRA	ロイコトリエン受容体拮抗薬	leukotriene receptor antagonist
MBP	主要塩基性タンパク質	major basic protein
NSAIDs	非ステロイド性抗炎症薬	non-steroidal anti-inflammatory drugs
OCS	経口ステロイド薬	oral corticosteroid
OSA	睡眠時無呼吸	obstructive sleep apnea
PEF	ピークフロー	peak expiratory flow
PG	プロスタグランジン	prostaglandin
pMDI	加圧噴霧式定量吸入器	pressurized metered-dose inhaler
PPI	プロトンポンプ阻害薬	proton pump inhibitor
PSL	プレドニゾロン	prednisolone
SABA	短時間作用性 β_2 刺激薬	short-acting β_2-agonist
SACRA 質問票	喘息コントロール・アレルギー性鼻炎質問票	self-assessment of allergic rhinitis and asthma questionnaire
SBS	副鼻腔気管支症候群	sinobronchial syndrome
SCIT	皮下免疫療法	subcutaneous immunotherapy
SLIT	舌下免疫療法	sublingual immunotherapy
SMART	スマート療法	single maintenance and reliever therapy
SMI	ソフトミスト定量吸入器	soft mist inhaler
TGF-β	形質転換増殖因子ベータ	transforming growth factor-β
TSLP	胸腺間質性リンパ球新生因子	thymic stromal lymphopoietin

一目でわかる喘息診療の基本的ロードマップ

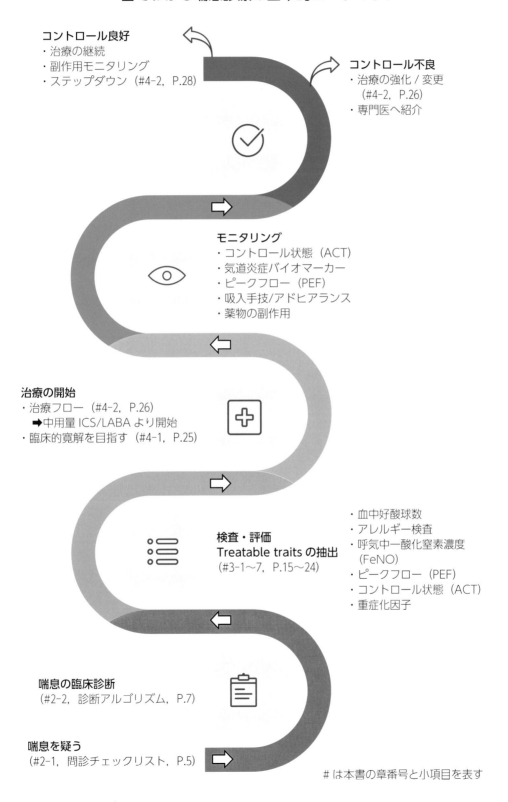

コントロール良好
・治療の継続
・副作用モニタリング
・ステップダウン（#4-2，P.28）

コントロール不良
・治療の強化/変更
　（#4-2，P.26）
・専門医へ紹介

モニタリング
・コントロール状態（ACT）
・気道炎症バイオマーカー
・ピークフロー（PEF）
・吸入手技/アドヒアランス
・薬物の副作用

治療の開始
・治療フロー（#4-2，P.26）
　➡中用量 ICS/LABA より開始
・臨床的寛解を目指す（#4-1，P.25）

検査・評価
Treatable traits の抽出
（#3-1～7，P.15～24）

・血中好酸球数
・アレルギー検査
・呼気中一酸化窒素濃度
　（FeNO）
・ピークフロー（PEF）
・コントロール状態（ACT）
・重症化因子

喘息の臨床診断
（#2-2，診断アルゴリズム，P.7）

喘息を疑う
（#2-1，問診チェックリスト，P.5）

は本書の章番号と小項目を表す

1

喘息の病態

2

喘息の診断

3

検査・評価

4

治療

5

合併症

6

吸入療法など

7

小児の喘息

8

その他

1 喘息の病態

● 基礎病態は，主としてタイプ2炎症が関与する気道の慢性炎症であり，アレルギー性炎症とも呼ばれる．一方で，タイプ2炎症の寄与が希薄な病型も存在する．

1-1 タイプ2喘息の病態

● タイプ2炎症は，主にリンパ球（Th2）あるいは2型自然リンパ球（group 2 innate lymphoid cells, ILC2）によって形成される（**図1-1**）．

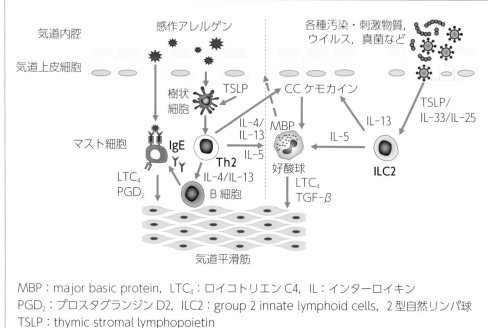

MBP：major basic protein，LTC$_4$：ロイコトリエン C4，IL：インターロイキン
PGD$_2$：プロスタグランジン D2，ILC2：group 2 innate lymphoid cells，2型自然リンパ球
TSLP：thymic stromal lymphopoietin
TGF-β：transforming growth factor-β

図1-1　タイプ2気道炎症のメカニズム

● Th2細胞から産生されるIL-4，IL-5，IL-13などが好酸球性炎症を調節する．Th2系免疫応答は基本的にステロイド感受性を示す．

● ILC2は気道上皮細胞などから遊離されるTSLP，IL-33などにより生存延長や活性化され，IL-5やIL-13を産生して好酸球性気道炎症を誘導する．

● ILC2はTSLPとIL-33の両者への共曝露によりステロイド抵抗性を獲得する．重症喘息の気道ではTSLPもIL-33も増加していることが報告されている．

● タイプ2炎症で気道に存在する好酸球は，システイニル・ロイコトリエン（cysLTs）などを放出して気流制限に関与するとともにmajor basic protein（MBP）などの特異顆粒タンパクが気道上皮を剥離させ，知覚神経末端を露出させるなどして気道過敏性を亢進させる．

● 好酸球由来のcysLTsなどのほか，IL-17なども気流制限に関与する可能性がある．

- マスト細胞や好酸球は TGF-β などを放出し，基底膜下層肥厚や平滑筋層肥厚などの気道リモデリング形成にも寄与する．
- タイプ 2 炎症を主軸とする病態は，病因アレルゲンの関与がある例（**図 1-1　左部分**）と，明確でない例（**図 1-1　右部分**）がある．小児喘息の大多数，成人喘息でも過半数で病因アレルゲンが関与する．
- 病因アレルゲンとしては，家塵ダニへの感作例が多いが，本邦においては春季にはスギ花粉・ヒノキ花粉に影響される例がある．真菌への感作例や飼育中のイヌやネコ，モルモット，ハムスター，ウサギなどの有毛ペットへの感作例では重症化しやすい．
- 感作アレルゲンへの曝露は，特異的 IgE 抗体を介しマスト細胞を活性化し，マスト細胞は cysLTs などを産生して気道平滑筋を収縮させる．
- アレルゲン曝露はまた，抗原提示細胞を介して Th2 細胞を活性化させる．
- アレルゲン曝露やウイルス感染などに伴って気道上皮細胞から TSLP が放出されると，樹状細胞を介して Th2 細胞の分化も促進される．
- 夜間はコルチゾールとアドレナリンのレベルが低下し，一方で生活環境アレルゲンに曝露し続けることなどで，症状は夜間から明け方に表現されやすい．

1-2　低タイプ 2 喘息（非タイプ 2 喘息）の病態

- 重症喘息の一部では，タイプ 2 炎症の関与が乏しい症例が認められる（低タイプ 2 喘息あるいは非タイプ 2 喘息）．
- 低タイプ 2 喘息では，喀痰の好中球増加がみられる例がある．
- Th17 細胞などからの IL-17 産生の結果，気道上皮細胞などから CXCL8/IL-8 が産生され，しばしば好中球性気道炎症が引き起こされる（**図 1-2**）．
- 活性化好中球は各種のプロテアーゼなどを放出して気道組織傷害に関与し得る．
- 好中球性気道炎症を示す症例の一部では好酸球の気道への集積も伴い，「混合顆粒球型気道炎症」と表現される．
- これらはステロイド療法への感受性が低く，また適応となる生物学的製剤の種類が少ないため，マクロライド系抗菌薬の長期投与などが試みられることがある．

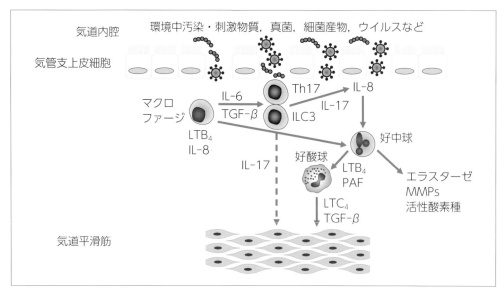

図1-2　低タイプ2気道炎症のメカニズム

1-3　急性増悪（発作）時の病態

- 急性増悪（発作）の要因としては，アレルゲン曝露やウイルス感染などが重要である．
- アレルゲン曝露による炎症増悪の機序はアレルギー性炎症の増強が中心的な役割を果たす．
- ウイルス感染時の喘息気道では，Th1系免疫が発動するとともに好中球の集積と好酸球集積の増強が観察される．

2 喘息の診断

2-1 問診

● 喘息は小児から高齢者まですべての年代において発症し得る疾患である.

● 喘息の診断には臨床症状が重要であるため,詳細な問診が必要である.

● 喘息の診断には"ゴールドスタンダード"となり得る客観的な指標はない.

● 喘息を疑う症状(喘鳴,咳嗽,喀痰,胸苦しさ,息苦しさ,胸痛)がある場合にはチェックリスト(表2-1)に従い問診を行う.

● 喘息症状の中で最も特異性が高いのは"喘鳴"であり,頻度が高いのは"咳嗽"である.

● 気道過敏性を示唆する刺激のチェックリストを表2-2に示す[1,2].

表2-1 喘息を疑う患者に対する問診チェックリスト

大項目		■　　　喘息を疑う症状(喘鳴,咳嗽,喀痰,胸苦しさ,息苦しさ,胸痛)がある.
小項目	症状	□ 1 ステロイドを含む吸入薬もしくは経口ステロイド薬で呼吸器症状が改善したことがある. □ 2 喘鳴(ゼーゼー,ヒューヒュー)を感じたことがある. □ 3 3週間以上持続する咳嗽を経験したことがある. □ 4 夜間を中心とした咳嗽を経験したことがある. □ 5 息苦しい感じを伴う咳嗽を経験したことがある. □ 6 症状は日内変動がある. □ 7 症状は季節性に変化する. □ 8 症状は香水や線香などの香りで誘発される. □ 9 冷気によって呼吸器症状が誘発される.
	背景	□ 10 喘息を指摘されたことがある(小児喘息も含む). □ 11 両親もしくはきょうだいに喘息がいる. □ 12 好酸球性副鼻腔炎がある. □ 13 アレルギー性鼻炎がある. □ 14 ペットを飼い始めて1年以内である. □ 15 血中好酸球が300/μL以上. □ 16 アレルギー検査(血液もしくは皮膚検査)にてダニ,真菌,動物に陽性を示す.

大項目+小項目(いずれか1つ以上)があれば喘息を疑う → 図2-1 喘息の診断アルゴリズム

1) Riemersma R, et al. Development of a questionnaire for the assessment of bronchial hyperresponsiveness. *Prim Care Respir J*. 2009; 18: 287-93.
2) 山口宗大,他.喘息コントロールに影響を与える気候についての検討.アレルギー.2013;62:171-8.

表 2-2 気道過敏性を示唆する刺激のチェックリスト[1,2]

刺激物		
	☐ ペット（イヌ，ネコ，げっ歯類など）	☐ ダニ
	☐ カビ	☐ 羊毛
	☐ 羽毛枕	☐ 芝，草
	☐ 花粉	☐ ホコリの多い場所
	☐ 湿気の多い場所	☐ 煙（線香を含む）
	☐ 気温の低下	☐ 天候の変化
	☐ 低気圧，台風	☐ 梅雨
	☐ ビル臭	☐ ガソリン臭
	☐ アンモニア臭	☐ 消臭スプレー
	☐ 整髪料	☐ 香水
	☐ アルコール	

2-2 喘息の臨床診断

- 成人における喘息の診断手順を**図 2-1** に示す.
- 胸部単純 X 線や胸部 CT で器質的肺疾患を除外する.
- 臨床診断では**表 2-1**「問診チェックリスト」で適合する項目が多いほど診断精度が高まるが，特に喘鳴の聴取は診断精度を高める[1]．さらに，初期治療として中用量 ICS/LABA に対する反応性（臨床症状の改善）が重要であり，反応性が良好であれば喘息の臨床診断が確実となる．軽症〜中等症喘息は中用量 ICS/LABA により 3〜7 日程度で呼吸機能，コントロール状態の改善効果がある[2].
- 症状が残存する場合は，発作治療薬（リリーバー）として SABA を追加吸入する．リリーバーは 1 回 2 吸入を 1 日 4 回まで使用可能である．なお，中用量 ICS/LABA として BUD/FM を使用している場合は，これを 2 吸入追加する.
- 症状が重篤な場合（症状が毎日あり日常生活に制限がある場合）は，高用量 ICS/LABA に経口ステロイド薬（PSL 換算で 10〜30 mg）を 1 週間程度併用する.
- 補助診断として，ICS/LABA の開始前後で呼吸機能検査，開始前に末梢血好酸球数，呼気中一酸化窒素濃度（FeNO）を測定することが望ましい（**図 2-1** 脚注 *2 に評価を解説）.
- ICS/LABA が有効であっても臨床症状に喘鳴がない場合は一時的に「喘息疑い」として，診断には再現性の確認を要する（**図 2-1** 脚注 *4 に解説）．症状の改善に伴い，治療ステップダウンあるいは治療中断後に再度症状が出現する場合は，ICS 増量や吸入薬再開で効果が得られれば「再現性あり」として喘息と診断する．再現性の確認は，喘息以外の気道感染などによる症状が自然軽快するタイミングと喘息治療開始時期が重なることで生じる誤った喘息の診断を回避するために必要である.
- 喫煙歴（10pack-year 以上）がある場合は呼吸機能検査を実施して COPD との鑑別（合併を含む）を行う.

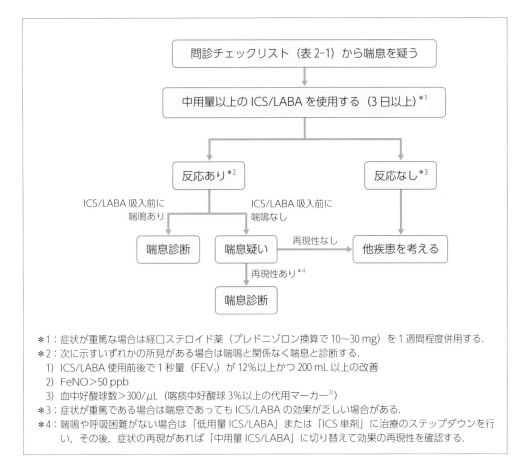

*1：症状が重篤な場合は経口ステロイド薬（プレドニゾロン換算で 10〜30 mg）を 1 週間程度併用する.
*2：次に示すいずれかの所見がある場合は喘鳴と関係なく喘息と診断する.
　1）ICS/LABA 使用前後で 1 秒量（FEV₁）が 12％以上かつ 200 mL 以上の改善
　2）FeNO＞50 ppb
　3）血中好酸球数＞300/µL（喀痰中好酸球 3％以上の代用マーカー[3]）
*3：症状が重篤である場合は喘息であっても ICS/LABA の効果が乏しい場合がある.
*4：喘鳴や呼吸困難がない場合は「低用量 ICS/LABA」または「ICS 単剤」に治療のステップダウンを行い，その後，症状の再現があれば「中用量 ICS/LABA」に切り替えて効果の再現性を確認する.

図 2-1　喘息の診断アルゴリズム

1) Tomita K, et al. A scoring algorithm for predicting the presence of adult athma: a prospective derivation study. *Prim Care Respir J.* 2013; 22: 51-8.
2) Lalloo UG, et al. Budesonide and formoterol in a single inhaler improves asthma control compared with increasing the dose of corticosteroid in adults with mild-to-moderate asthma. *Chest.* 2003; 123: 1470-7.
3) Wagener AH, et al. External validation of blood eosinophils, FE(NO) and serum periostin as surrogates for sputum eosinophils in asthma. *Thorax.* 2015; 70: 115-20.

2-3　慢性咳嗽の鑑別診断[1, 2]

- 8週間以上持続する咳嗽を「慢性咳嗽」と定義する．慢性咳嗽のうち，医療面接（病歴，既往歴，家族歴，喫煙歴，職業歴など），胸部単純X線写真などの一般検査や身体所見（特に聴診所見）から原因（疾患）が特定できない咳嗽を日本呼吸器学会『咳嗽・喀痰の診療ガイドライン2019』[1]では「狭義の」慢性咳嗽と定義しており，プライマリ・ケアでは原因が明らかでない「長引く咳」としてしばしば問題となる．

- 咳嗽の診断にはスパイロメトリーが有用であるが，非専門医が日常診療で実施することは容易でないため，PGAMではスパイロメトリーを実施できないことを前提に診断を行うアプローチを示す（図2-2）．

- 一方，原因が容易に特定できる咳嗽は「広義の」咳嗽である．咳嗽はほぼすべての呼吸器疾患で認められる症候である．呼吸器感染症（肺非結核性抗酸菌症，肺結核を含む），喘息，COPD，間質性肺疾患，気管支拡張症，肺癌などの頻度が高いが，特に肺結核や肺癌の見落としには最大の注意を払う必要がある．

- 前述のように，プライマリ・ケアの通常診療（医療面接，胸部単純X線写真などの一般検査や身体所見）で原因を特定できない慢性咳嗽の主な疾患として，咳喘息，アトピー咳嗽，胃食道逆流症（GERD）関連咳嗽，副鼻腔気管支症候群（SBS）が存在する．なお，プライマリ・ケアではスパイロメトリーを実施していないため，気流閉塞の存在により除外される喘息（特に咳優位型喘息）が含まれる可能性があるため，強制呼出も含めた聴診を行い，喘鳴の有無を確認して，鑑別診断に努める．

- 喀痰がある場合（湿性咳嗽）にはSBSを疑い，喀痰がない場合（乾性咳嗽）には咳喘息，アトピー咳嗽，GERD関連咳嗽を疑う．咳喘息とアトピー咳嗽は通常診療では鑑別が難しいため後述し，SBSとともにこれら3疾患の診断基準を**表2-3**に示す．

- 慢性咳嗽の鑑別診断では，いわゆる治療的診断が行われ，特異的治療の効果の有無で診断する（**図2-3**，**図2-4**）．したがって，特異的治療を複数実施することが必要になる場合があり，数か月以上経過しても診断に至らない場合がある．例えば，湿性咳嗽におけるSBSの診断には，マクロライド系抗菌薬の少量長期療法の効果の確認が必要であるが効果の発現が緩徐であり，判定には通常4～8週間を要する．また，咳嗽の画像診断は基本的に胸部単純X線写真に基づくため，プライマリ・ケアでは肺癌や肺結核などの重大な疾患が見落とされている可能性があり，その場合には治療の遅れを来し多大な不利益を生じる．さらに，治療効果の判定が容易でない場合や，複数の疾患が合併する場合も少なくない．このような理由から，プライマリ・ケアにおける慢性咳嗽の鑑別診断は最初から専門医に診断を依頼することが望ましい．

表 2-3　咳喘息，アトピー咳嗽，副鼻腔気管支症候群の診断基準

・咳喘息の診断基準

　下記の 1~2 のすべてを満たす

---

1. 喘鳴を伴わない咳嗽が 8 週間以上*持続
　聴診上も wheezes を認めない
2. 気管支拡張薬（β_2 刺激薬など）が有効

＊：3~8 週間の遷延性咳嗽であっても診断できるが，3 週間未満の急性咳嗽では原則として確
　　定診断しない

参考所見
　(1) 末梢血・喀痰好酸球増多，FeNO 高値を認めることがある（特に後二者は有用）
　(2) 気道過敏性が亢進している
　(3) 咳症状にはしばしば季節性や日差があり，夜間~早朝優位のことが多い

・アトピー咳嗽の診断基準

　下記の 1~4 のすべてを満たす

---

1. 喘鳴や呼吸困難を伴わない乾性咳嗽が 3 週間以上持続
2. 気管支拡張薬が無効
3. アトピー素因を示唆する所見*または誘発喀痰中好酸球増加の 1 つ以上を認める
4. ヒスタミン H_1 受容体拮抗薬または/およびステロイド薬にて咳嗽発作が消失

＊：アトピー素因を示唆する所見
　(1) 喘息以外のアレルギー疾患の既往あるいは合併
　(2) 末梢血好酸球増加
　(3) 血清総 IgE 値の上昇
　(4) 特異的 IgE 抗体陽性
　(5) アレルゲン皮内テスト陽性

・副鼻腔気管支症候群の診断基準

　下記の 1~3 のすべてを満たす

---

1. 8 週間以上続く呼吸困難発作を伴わない湿性咳嗽
2. 次の所見のうち 1 つ以上を認める
　(1) 後鼻漏，鼻汁，咳払いなどの副鼻腔炎様症状
　(2) 敷石状所見を含む口腔鼻咽頭における粘液性あるいは粘膿性の分泌液
　(3) 副鼻腔炎を示唆する画像所見
3. 14・15 員環系マクロライド系抗菌薬や喀痰調整薬による治療が有効

（日本呼吸器学会「咳嗽・喀痰の診療ガイドライン 2019」から引用改変）

●鑑別診断を実施する場合でも，最も頻度の高い咳喘息とアトピー咳嗽に留める．具体的には，気管支拡張薬の効果があれば咳喘息と診断し，効果がなかった場合はヒスタミン H_1 受容体拮抗薬を投与して，効果があればアトピー咳嗽と診断する．両者ともに効果が得られなかった場合は，GERD 関連咳嗽が最も疑われるが，肺癌，肺結核などの重大な疾患の見落としの可能性があるため，速やかに専門医へ紹介する．また，1 か月を目安として，診断に至らない場合も専門医に紹介する．

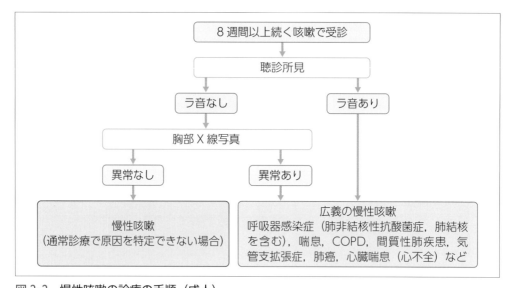

図 2-2　慢性咳嗽の診療の手順（成人）

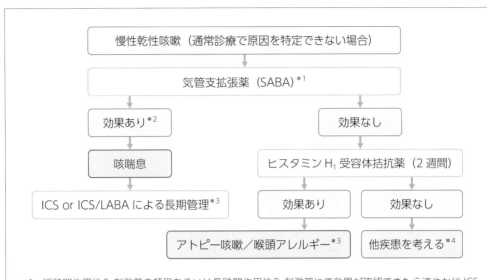

*1：短時間作用性β₂刺激薬の頓用あるいは長時間作用性β₂刺激薬にて効果が確認できたら速やかに ICS（＋LABA）による長期管理に切り替える
*2：咳嗽が治療前の程度の半分程度に改善した場合を「効果あり」，明らかな改善がなかった場合を「効果なし」とするが，半分以下の場合は再現性を確認して効果を判断する
*3：咳喘息はアトピー咳嗽と異なり気道リモデリングを惹起するため難治性で選択的 P2X₃受容体拮抗薬の追加投与を行う場合においても ICS や ICS/LABA など気道炎症に対する薬剤での治療が第一であることに留意する.
*4：胃食道逆流関連咳嗽が最も疑われるが治療的診断の判定に 4〜8 週間を要すること，また胸部 CT 検査を実施しない場合は重大な疾患を見落としている可能性もあるため，専門医へ紹介する

図 2-3 【慢性乾性咳嗽】の治療的診断フロー（成人）

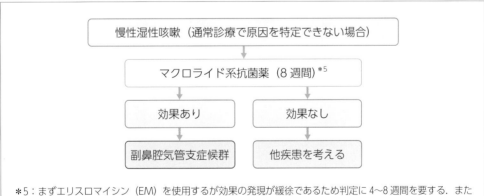

*5：まずエリスロマイシン（EM）を使用するが効果の発現が緩徐であるため判定に 4〜8 週間を要する．また効果が得られない場合や副作用が出現した場合は他のマクロライド系抗菌薬を考慮することもあり，さらに耳鼻咽喉科専門医とも診療連携が必要になるため治療的診断の最初から専門医に紹介するのがよい

図 2-4 【慢性湿性咳嗽】の治療的診断フロー（成人）

難治性咳嗽

- 近年，欧米において「原因が明らかではない治療抵抗性の慢性咳嗽」を unexplained chronic cough（UCC），ガイドラインに基づいた治療を行っても咳嗽が遷延する治療抵抗性咳嗽を refractory chronic cough（RCC），さらにより広い意味で治療抵抗性の咳嗽の発症機序を説明する概念として過敏性咳症候群（cough hypersensitivity syndrome，CHS）などの新しい概念が提唱されている．

- 慢性咳嗽を訴えて受診する患者のうち 5～15％ は治療抵抗性であり，本邦の研究では UCC は約 6％ と報告されている[3]．しかし，「難治性咳嗽」の診断基準や手順，治療法はまだ確立されていない．2022 年には，求心性 C 線維の受容体である P2X3 受容体を選択的に拮抗する薬剤（ゲーファピキサントクエン酸塩，商品名：リフヌア錠）が，難治性の慢性咳嗽治療薬として世界で初めて本邦で上市された．国際共同第Ⅲ相試験および海外第Ⅲ相試験において，原因不明または治療抵抗性の慢性咳嗽に有効性を示し，原疾患（喘息，胃食道逆流性疾患，上気道咳症候群，その他）を問わず有効性が確認されている[4]．本邦においても一部の求心性 C 線維の反応性亢進を伴う疾患での有効性に関する症例報告があり，現在いくつかの臨床研究が進行中である．

- 非専門医においては，咳嗽の原因となっている疾患に対する治療が不適切である場合や，重大な疾患の見落としがある場合にも「難治性咳嗽」と診断される可能性があるため，「難治性咳嗽」が疑われた場合には，専門医への速やかな紹介を第一とすべきである．

1) 日本呼吸器学会咳嗽・喀痰の診療ガイドライン 2019 作成委員会編．咳嗽・喀痰の診療ガイドライン 2019. 東京，メディカルレビュー社，2019.
2) 専門医のための遷延性・慢性咳嗽の診断と治療に関する指針．日本咳嗽学会．藤村政樹，他編．石川，日本咳嗽学会，2021.
3) McGarvey LP, et al. Efficacy and safety of gefapixant, a P2X$_3$ receptor antagonist, in refractory chronic cough and unexplained chronic cough (COUGH-1 and COUGH-2): results from two double-blind, randomised, parallel-group, placebo-controlled, phase 3 trials. *Lancet*. 2022; 399: 909-23.
4) Ishiura Y, et al. Prevalence and causes of chronic cough in Japan. *Respir Investig*. 2024; 22; 62: 442-8.

2-4 喀痰と気道粘液栓

- 喘息において慢性喀痰症状は，増悪頻度の増加などコントロール不良や重症化と関与することが知られており，治療のターゲットとして重要である．
- 喀痰症状を有する喘息患者は多いが，湿性咳嗽を単に咳と訴えることがあるため，問診では必ず痰についても確認する．コントロール不良の重症喘息患者では75％，軽症・中等症でも50％以上に喀痰症状があったとの国内多施設共同観察研究の報告がある．
- 喀痰症状としては，喀出される"痰が多い"ということのほか，実際に痰の喀出がなくても"痰が喉にからまる"，"痰が胸に詰まった感じがする"などの訴えとして表現されることが多い．
- 喘息患者における喀痰の増加は，慢性気道炎症に起因する杯細胞過形成が主な原因であり，杯細胞由来のムチンが気道内腔に過剰に分泌されることで引き起こされる．
- 喘息以外でも慢性副鼻腔炎に伴う後鼻漏を"痰"として訴える患者もいるので注意が必要である（この場合はマクロライド少量長期療法のよい適応になる）．
- 喘息の急性増悪（発作）時に，気道収縮により気道内腔が狭くなっている状態では，粘液分泌が亢進すると内腔面積はさらに減少し，気道抵抗は著しく上昇することがある．
- 呼吸機能低下が著しく，増悪頻度が高く，タイプ2炎症（好酸球性気道炎症）が顕著な症例や鼻茸を合併する症例においては粘液栓形成の関与が疑われる．
- 4次気管支（亜区域枝）付近の粘液栓形成が呼吸機能低下や換気障害，重症化に大きく関与する．粘液栓の診断は多列化に伴う高分解能撮影が可能なMDCT（multi-detector CT）を用いて行われる．一方，粘液栓形成があっても必ずしも喀痰症状が現れるとは限らないため注意が必要である．
- 粘液栓形成が高度となると，吸入の気管支拡張薬やステロイド薬に反応しにくくなる．呼吸機能低下が高度で，タイプ2炎症（好酸球性気道炎症）が顕著な症例や鼻茸を合併する重症例においては，生物学的製剤の有効性が期待されるため，専門医への紹介が勧められる．
- 粘液分泌亢進を来している患者には喀痰調整薬の併用を考慮する（表2-4）．カルボシステインは杯細胞の過形成を抑制するとともに，喀痰中のシアル酸，フコースの構成比を正常化（粘液修復）することで粘稠度を下げて粘液線毛クリアランスを改善する作用がある．アンブロキソール塩酸塩は肺のサーファクタントの分泌を促進し，気道（粘膜表層）の痰を滑りやすくさせて痰を外に出しやすくする．カルボシステインとアンブロキソール塩酸塩は慢性副鼻腔炎にも適応がある．

表 2-4　喘息に保険適用のある喀痰調整薬

産生・分泌の抑制	
気道分泌細胞正常化薬	気道杯細胞の化生・過形成を抑制して気道粘液産生を抑制するフドステイン（商品名：クリアナール，スペリア）
分泌物排除の促進	
粘液溶解薬	ムチンを分解して気道粘液の粘稠度を低下させるN-アセチルシステイン（商品名：ムコフィリン）
粘液修復薬	気道粘液構成成分を正常化させるカルボシステイン（商品名：ムコダイン）
粘液潤滑薬	肺サーファクタントの分泌亢進により気道粘液と気道上皮の粘着性を低下させるアンブロキソール（商品名：ムコソルバン）

3 検査・評価

3-1 血中好酸球数

- 血中好酸球数から喘息における好酸球性気道炎症の存在をある程度推定することができる.
- 喘息患者において，好酸球性気道炎症の信頼できる指標として喀痰中好酸球比率2%以上が提案されている.
- 喘息患者において，喀痰中好酸球比率2%以上を検出するための血中好酸球数の基準値を検討した報告では，血中好酸球数 150/μL 以上で感度 77.6%，特異度 53.3%，300/μL 以上で感度 59.7%，特異度 84.4%であった[1].
- 喘息管理において血中好酸球数の測定は非常に重要な役割を果たす．適切な評価と定期的なモニタリングを通じて，より効果的な治療と予後の改善を図ることが可能となる.

1）気道炎症の評価と分類

- 喘息の気道炎症には多様性があるが，好酸球性喘息と呼ばれる病型においては，血中および気道内の好酸球が増加していることが特徴である．また，血中好酸球数の増加は，好酸球性気道炎症の活動性を反映していると考えられる.
- 単回測定で血中好酸球数が 150/μL 以上は，タイプ 2 炎症の存在を示唆し，単回測定で 200/μL 以上の場合はその可能性が高く，過去 1 年以内で 300/μL 以上が確認された場合もその可能性が高いと判断される[1].
- タイプ 2 炎症のマーカーとして血中好酸球数を評価する場合は，少なくとも 3 回以上測定することが望ましい．複数回の測定により一時的な変動を排除し，より正確な評価が可能となる.

2）増悪の予測

- 血中好酸球数は将来の喘息増悪リスクの予測において有用なバイオマーカーとなる.
- 血中好酸球数が 400/μL 以上であれば喘息増悪のリスクが高く，重症喘息では 300/μL かつ FeNO 25 ppb 以上の症例で増悪頻度が高い.

3）ICS の効果予測

- 血中好酸球数は，未治療の軽症・中等症の喘息患者において ICS 治療の効果を予測するバイオマーカーとして有用である.
- また，コントロール不良の既存治療患者における ICS ステップアップの判断においても，血中好酸球数は増悪抑制および呼吸機能改善を予測する有用なマーカーになる.
- 一方，血中好酸球数の治療ステップダウンの指標としての有用性は明らかでない.

4）生物学的製剤の効果予測

- 血中好酸球数は，生物学的製剤の有効性を予測するバイオマーカーとしても有用である.
- 抗 IL-5 抗体や抗 IL-5Rα 鎖抗体は，血中好酸球数が 150/μL 以上，過去 1 年以内に

300/μL 以上の患者で有効性が高く，抗 IL-4Rα 鎖抗体は 150/μL 以上の患者で有効性が高い.

- 抗 IgE 抗体は 260/μL 以上の患者で有効性が高いとする報告があるが，血中好酸球数によらないとの報告もある.
- 抗 TSLP 抗体は，血中好酸球数に関係なく，有効性が期待できる.
- OCS 内服患者では，タイプ 2 炎症による重症喘息で生物製剤が有効な症例であっても，血中好酸球が低値な場合もあるため留意する.

5) 他疾患の鑑別

- 喘息患者において，血中好酸球数が 300/μL 以上の場合，好酸球増加がみられる他の疾患（寄生虫感染症，アレルギー性疾患，薬剤反応，血液疾患など）も考慮する必要がある.
- 血中好酸球数が 1500/μL 以上の場合は，好酸球性多発血管炎性肉芽腫症（EGPA）との鑑別が必要である.

1) Fowler SJ, et al. High blood eosinophil counts predict sputum eosinophilia in patients with severe asthma. *J Allergy Clin Immunol*. 2015; 135: 822-4. e2.

3-2　アレルギー検査

- アレルギー検査は，喘息の診断のみならずアレルゲン免疫療法や抗 IgE 抗体療法の適応について判断する際に有用である.
- 喘息の発症に最も関与するアレルゲンはダニである.
- 血液を用いて行うアレルゲン特異的 IgE 抗体価の測定と皮膚テスト（代表はプリックテスト）の 2 種類があるが，本邦では主に前者が実施される.
- 血液検査には，各項目を個別に選択する「単項目測定法」と，固定された複数の項目を測定する「多項目測定法」がある. 用いられる商品としては，前者にはイムノキャップ，アラスタット 3gAllergy，オリトン IgE「ケミファ」が含まれ，後者には View アレルギー 39，MAST36 アレルゲンが含まれる.
- 喘息患者および喘息を疑う患者に対して単項目測定法で測定する場合は，表 3-1 を参考に測定することを推奨する（保険診療では単項目は 13 項目まで測定可能）.
- ダニとハウスダストの IgE は 95% 以上の相同性があるため両者を同時に測定する必要はない.
- アレルギー性気管支肺アスペルギルス症（allergic bronchopulmonary aspergillosis, ABPA）が疑われる患者に対しては，アスペルギルスのアレルゲンコンポーネントである Asp f 1 の特異的 IgE 抗体価を測定することが有用である.
- 生活環境を考慮して測定するアレルゲンを変更する（例：飼育しているペットの種類や居住地）.

表 3-1　喘息を疑う患者に対して測定することが望まれるアレルゲン特異的 IgE 抗体

タイプ	主要アレルゲン	追加候補アレルゲン
ダニ	ヤケヒョウヒダニ	コナヒョウヒダニ
花粉	スギ カモガヤ ブタクサ ヨモギ	ヒノキ ハンノキ ギョウギシバ オオアワガエリ
真菌	アスペルギルス アルテルナリア トリコフィトン	ペニシリウム カンジダ
動物*	イヌ ネコ	ウサギ げっ歯類
その他	ゴキブリ ガ	ユスリカ

＊：飼育しているペットが最も重要

3-3　呼気中一酸化窒素濃度（FeNO）

● タイプ 2（好酸球性）喘息では，IL-4/IL-13 から STAT6 を介した経路で気道上皮細胞に誘導型 NO 合成酵素（iNOS）が高発現して，呼気中一酸化窒素濃度（FeNO）が上昇する．

● 日本呼吸器学会のステートメントでは，ICS 未使用で，喘息を疑う症状があることに加え FeNO が 22 ppb 以上であれば喘息の可能性が高く，37 ppb 以上であればほぼ確実に喘息と診断できると考えられる（**表 3-2**）[1]．

● 米国胸部疾患学会（ATS）の clinical practice guideline では，FeNO 値を「＜25 ppb」，「25〜50 ppb」，「＞50 ppb」の 3 群に分けて喘息の診断と管理の概要を示している（**表 3-3**）[2]．

● 治療下でも FeNO が高値で症状が改善しない場合には ICS 量の不足，服薬アドヒアランスや吸入手技の不良，持続的な抗原曝露の有無などを確認する．

● FeNO はアレルギー性鼻炎，アトピー素因（抗原感作）で上昇，ウイルスや細菌などによる気道感染症の急性期で上昇して回復期で低下，ICS 吸入や現喫煙者，努力呼出直後で低下するため解釈には注意を要する．

● 喘息長期管理時の薬剤量調整における FeNO の有用性については統一した見解はないが，ATS clinical practice guideline では FeNO が 50 ppb 以上の場合は 20% 以上，50 ppb 未満では 10 ppb 以上の低下で抗炎症治療薬が有効と判断する．

表 3-2　日本呼吸器学会の FeNO 測定に関するステートメント

	FeNO 測定結果の解釈の概要
日本人の成人健常者	FeNO の平均値は 15 ppb，正常上限値は 37 ppb
喘息の診断	ICS 未使用で，喘息を疑う症状があることに加えて FeNO が 22 ppb 以上であれば喘息の可能性が高く，37 ppb 以上であればほぼ確実に喘息と診断可能
喘息における気道炎症のモニタリング	実臨床で FeNO が 35 ppb 以上であれば喘息の気道炎症が持続している可能性が高い．抗炎症薬で症状がコントロールされ，かつ FeNO が 15 ppb 以下で維持されている場合には好酸球性気道炎症は抑制されている可能性が高い

1) Matsunaga K, et al. An official JRS statement: The principles of fractional exhaled nitric oxide (FeNO) measurement and interpretation of the results in clinical practice. *Respir Investig*. 2021; 59: 34-52.
2) Dweik RA, et al. An Official ATS clinical practice guideline: interpretation of exhaled nitric oxide levels (FENO) for clinical applications. *Am J Respir Crit Care Med*. 2011; 184: 602-15.

表 3-3　ATS ガイドラインにおける呼気中一酸化窒素濃度（FeNO）の解釈の概要

	FeNO<25 ppb（小児：<20 ppb）	FeNO 25〜50 ppb（小児：20〜35 ppb）	FeNO>50 ppb（小児：>35 ppb）
診断			
6 週間以上喘息様症状あり	・好酸球性気道炎症の可能性は低い ・他疾患を考慮 ・ICS の有効性は乏しい	・好酸球性気道炎症に注意する ・臨床経過を確認する ・FeNO の推移をモニタリングする	・好酸球性気道炎症が存在する ・ICS 治療が有効
喘息の診断後の管理			
喘息症状あり	・他疾患あるいは他疾患合併の可能性あり ・ICS 増量による有効性は乏しい	・持続的な抗原曝露 ・ICS 量が不十分 ・服薬アドヒアランスや吸入手技が不良 ・ステロイド抵抗性	・持続的な抗原曝露 ・服薬アドヒアランスや吸入手技が不良 ・ICS 量が不十分 ・増悪の危険性あり ・ステロイド抵抗性
喘息症状なし	・ICS 量は適切 ・服薬アドヒアランスは良好 ・ICS 減量を考慮する	・ICS 量は適切 ・服薬アドヒアランスは良好 ・FeNO の推移をモニタリングする	・FeNO の推移をモニタリングする ・ICS の中止・減量で症状再燃 ・服薬アドヒアランスや吸入手技が不良

ICS：吸入ステロイド薬

3-4 ピークフロー（PEF）

ピークフロー（peak expiratory flow，PEF）は努力呼出時の最大呼気流量であり，気道閉塞を検出可能である．携帯型の PEF メーターを用いて患者自身が自宅などで測定することができ，喘息の診断や自己管理に役立つ．

- PEF は努力呼出時の最大呼気流量であり，気道閉塞を検出可能である[1]．
- 主に中枢気道の狭窄を反映する．
- スパイロメトリーの1秒量（FEV_1）とよく相関する[2]．
- 携帯型の PEF メーター（表 3-4）を用いて患者自身が自宅などで測定可能であり，自己管理に役立つ．患者には正しい測定方法を指導する（表 3-5）．
- 喘息の診断や自己管理に有用である．
- PEF を指標とした喘息治療の目標は，「PEF が予測値または最良値の 80％以上，PEF の変動が 20％未満」である．
- スパイロメトリーに代わるものではなく，すべての喘息患者に必要とはいえないが，特に症状の不安定な患者，増悪を繰り返す患者，急性増悪（発作）時の自覚症状の乏しい患者などには必須である．
- PEF メーターを用いて計画的な治療管理を行った場合に，一定の基準を満たす医療機関において喘息治療管理料を算定することができる．
- 近年，電子 PEF メーターも市販されており，本体を Bluetooth でスマートフォンに接続し，アプリ内で PEF 値を管理して，機種によってはグラフによるトレンド表示や，1秒量（FEV_1）測定，出力機能により遠隔地にいる医師や医療従事者へ結果を送ることが可能である[4]．

表 3-4 主な PEF メーターの概要[3]

商品名	ミニ・ライト	エアーゾーン	アズマチェック	パーソナルベスト
測定範囲 (L/分)	小児 30〜400 成人 60〜880	60〜720	60〜810	小児 50〜390 成人 60〜810
重量 (g)	小児 52 成人 80	45	55	85
各 PEF メーターの特徴 (添付文書による)	世界で最初に製品化された PEF メーターであり，世界で最も多く使用されている	小児から成人まで使用できる．ゾーンマーカーを備えている		収納ケースが一体化され携帯性に優れている．3 色のカラーゾーンポインターを備えている
販売元	松吉医科器械	松吉医科器械	村中医療器	同左，ただし在庫限りで販売終了（2024年 5 月現在）

表 3-5 PEF の測定方法[3]

1. PEF メーターのマーカーをゼロ，またはスケールの一番下にセットする
2. 立位で顔を上げて真っすぐ立つ（ノーズクリップは不要）
3. 息を最大限に吸い込み，マウスピースをくわえる（空気が漏れないようにする）
4. できる限り速く呼出する
5. マーカーの止まった目盛を読む
6. 3 回の測定のうちの最大値を喘息日誌に記録する

1) Wright BM, et al. Maximum forced expiratory flow rate as a measure of ventilatory capacity: with a description of a new portable instrument for measuring it. Br Med J. 1959; 2: 1041-6.
2) Vaughan TR, et al. Comparison of PEFR and FEV1 in patients with varying degrees of airway obstruction. Effect of modest altitude. Chest. 1989; 95: 558-62.
3) 喘息予防・管理ガイドライン 2021. 協和企画，東京，2021.
4) 電子ピークフローメーター　スマートワン
https://medical.haradacorp.co.jp/product/smartone/

3-5　気道可逆性・気道過敏性

> 気道可逆性および気道過敏性の存在は喘息診断の目安となる．気道可逆性の評価には SABA 吸入前後のスパイロメトリーが用いられる．気道過敏性の評価にはメタコリンなどの気管支収縮薬を吸入させて呼吸機能を測定する．オシレーション法（商品名：MS-IOS やモストグラフ）も参考とされることがある．

- 気道過敏性および気道可逆性の存在は喘息診断の目安となる（**表 3-6**）．
- 気道可逆性の評価には短時間作用性 β_2 刺激薬（SABA）吸入前後のスパイロメトリーが有用で，FEV_1 が 12％以上かつ 200 mL 以上改善した場合に気道可逆性の存在が示唆される．ただし，COPD でも気道可逆性を認めることがあるため注意が必要である．
- 気道過敏性の評価には，メタコリンなどの気管支収縮薬を低濃度から吸入させ，少しずつ濃度を上げて複数回の検査を行うことで気道収縮を評価する（気管支収縮薬吸入により気道の収縮反応を見る直接的気道負荷検査）（**表 3-7**）．評価方法には「日本アレルギー学会標準法」と「アストグラフ法」がある[1]．急性増悪（発作）誘発のリスクを伴うため，専門施設において行われている．
- 日本アレルギー学会標準法は，気管支収縮薬の 2 分間吸入とスパイロメトリーを繰り返しながら，気管支収縮薬の濃度を段階的に上げていく．呼吸機能検査における FEV_1 が吸入前と比較して 20％以上低下した場合に陽性とし，20％低下させる気管支収縮薬濃度を PC_{20} として評価指標とする．その後，気道可逆性検査に準じて気管支拡張薬を吸入させ，FEV_1 が改善していることを確認して検査を終了する．
- アストグラフ法は，安静呼吸下に気管支収縮薬を連続吸入し，吸入中にオシレーション法で呼吸抵抗（Rrs）を連続的に測定する．気管支収縮薬は 1 分ごとに段階的に濃度を上昇させる．Rrs が 2 倍に上昇した場合に陽性とし，Rrs 増加時の薬物累積投与量（dose minimum，Dmin）を指標とする．その後，気道可逆性検査に準じて気管支拡張薬を吸入させ，呼吸抵抗の改善を確認して検査を終了する．

表 3-6　気道可逆性・気道過敏性の陽性所見と評価項目[1]

検査項目		陽性所見	評価項目
気道可逆性		FEV_1 が 12％以上かつ 200 mL 以上改善	―
気道過敏性	日本アレルギー学会標準法	FEV_1 が 20％以上低下	FEV_1 を 20％低下させる薬物濃度（PC_{20}）
	アストグラフ法	Rrs が 2 倍以上に上昇	Rrs 増加時の薬物累積投与量（Dmin）

1 喘息の病態
2 喘息の診断
3 検査・評価
4 治療
5 合併症
6 吸入療法など
7 小児の喘息
8 その他

表 3-7　気道過敏性検査におけるメタコリン濃度の例

吸入順	日本アレルギー学会標準法	アストグラフ法
1	39 μg/mL	49 μg/mL
2	78 μg/mL	98 μg/mL
3	156 μg/mL	195 μg/mL
4	313 μg/mL	391 μg/mL
5	625 μg/mL	781 μg/mL
6	1,250 μg/mL	1,563 μg/mL
7	2,500 μg/mL	3,125 μg/mL
8	5,000 μg/mL	6,250 μg/mL
9	10,000 μg/mL	12,500 μg/mL
10	20,000 μg/mL	25,000 μg/mL

- 間接的気道負荷による気道過敏性検査として，マンニトール負荷検査〔本邦では薬事法上承認されていない（2024 年 5 月現在）〕，運動負荷検査などがある．前述のメタコリン吸入などの直接的気道負荷による気道過敏性は必ずしも喘息に特異的ではなく，COPD など他疾患でも認められるが，間接的気道負荷による気道過敏性は，喘息における気道炎症を直接反映するとされる[2]．
- 近年，オシレーション法は喘息の診断に有用である可能性が示唆されており，機器（商品名：MS-IOS，モストグラフなど）が承認されているが，現時点で定まった指標はない．

1) 喘息予防・管理ガイドライン 2021. 協和企画，東京，2021.
2) Hunter CJ, et al. A comparison of the validity of different diagnostic tests in adults with asthma. *Chest*. 2002; 121: 1051-7.

3-6　喘息コントロールの評価— ACT

- 喘息のコントロール状態や管理状態を把握するために「ACT（Asthma Control Test）」などの質問表が日常診療で使用されており患者のコントロール状態を把握するのに有用である．
- 12 歳以上は ACT（図 3-1），4～11 歳は C（childhood）-ACT（図 7-2）を用いる．
- ACT（C-ACT 第 7 章 7-2 参照）は，グラクソ・スミスクライン株式会社の医療従事者向け情報サイト上でもチェックすることができる．
https://gskpro.com/ja-jp/disease-info/asthma/support-tools/

1 喘息の病態

2 喘息の診断

3 検査・評価

4 治療

5 合併症

6 吸入療法など

7 小児の喘息

8 その他

- 短時間で喘息のコントロール状態を患者自身が評価できる質問表である.
- 症状が3項目,発作治療薬使用と総合的評価が各1項目であり,日常生活への影響,息切れ,夜間症状,発作治療薬の使用頻度,喘息コントロール状態の自己評価の5つの簡単な質問に関して最近4週間のコントロール状態を患者自身が回答するツールである.
- ACTスコアは25点満点で,その合計点に応じて,「完全(25点):喘息は完全な状態(complete control)」,「良好(24〜20点):良好な状態(well control)」,「不良(20点未満):コントロールされていない状態(poor control)」の3段階に判別する.
- ACTスコアは専門医による評価との間に高い相関が認められる.
- ACTスコアの「MCID(minimal clinically important difference)」は「3点」であり,治療介入などにより3点以上増加した場合には臨床的に有効と判断する.
- ACTスコアは%FEV$_1$やFeNOと有意に相関するが,閉塞性換気障害および気道炎症の検出において特異度は高いが感度が低いため,症例により呼吸機能検査やFeNO検査を併用する.

図3-1　喘息コントロールテスト(ACT)

3-7　重症化因子

- 喘息は環境因子に対する気道の過敏反応で，環境因子への曝露は増悪の誘引となる．
- 増悪因子を明らかにして適切に対処することは，増悪の予防につながる．
- 増悪因子は個々の患者で異なるため，問診や検査によって確認することが必要である．
- 増悪因子を患者が理解し，適切に対処して自己管理できるように指導する（表3-8）．

表3-8　重症化予防チェックリスト

増悪因子の種類	✔	問診時のCHECK項目	予防のための対応
アレルゲン		小児期発症喘息	アレルゲン検査の実施，アレルゲンと喘息増悪との関係性を確認
		アレルギー疾患の合併	
		夏～秋の増悪	アレルゲン検査（ダニなど），定期的な掃除，寝具の管理，空気清浄器の使用
		春と秋の増悪	一般的な花粉対策，早めの薬物療法，アレルゲン免疫療法
		ペット飼育	アレルゲン検査，ペット飼育でのアレルゲン回避の指導
気道ウイルス感染		冬期の増悪	人と人との距離の確保，マスクの着用，手洗いなどの手指衛生などの基本的な感染対策を徹底する．高齢者ではワクチン接種を推奨（インフルエンザ・RSウイルス，COVID-19など）
		感染症の流行状況	
		感染時増悪の既往	
		感染しやすい家族構成	
合併症・併存症		肥満	減量を指導．無呼吸症の合併も考慮
		睡眠時無呼吸症	睡眠時無呼吸症の検査と治療
		鼻副鼻腔炎	季節性（花粉症）；一般的な花粉対策，早めの薬物療法，重症例は抗IgE抗体を使用 通年性；嗅覚障害の有無，副鼻腔CT・耳鼻咽喉科に紹介
		ストレス	呼吸パターン異常やナイメーヘン質問票，うつ病・抑うつについての質問票，不眠の有無，ストレス対策・心身医学療法
		胃食道逆流症	PPI，胃内視鏡検査
嗜好品		喫煙	禁煙指導
		アルコール	アルコール誘発性増悪がある場合，禁酒指導
気象・大気汚染		PM2.5，その他の大気汚染物質	居住地域の大気汚染情報の把握，マスク着用などを指導
		台風・気象変化	増悪シーズンの治療強化，アクションプランの提案
薬品・食品添加物		βブロッカー	使用禁止
		NSAIDs	服用歴を調べる．未使用例には服用しないことを指導
		内服または摂取により増悪	誘引となる薬剤や刺激物質の中止
運動		運動による増悪	運動誘発喘息の可能性
月経・妊娠		月経増悪	月経期間の治療強化
		妊娠	薬剤の安全性について説明，吸入ステロイド薬を中止しないように指導

4 治療

4-1 喘息患者の治療目標（臨床的寛解）

- 喘息の長期管理の状況は，喘息症状，増悪，治療薬剤（経口ステロイド薬の使用，SABA の使用頻度），呼吸機能，タイプ 2 炎症に関わるバイオマーカー［末梢血好酸球数＜150 cells/ μL, 呼気中一酸化窒素濃度（FeNO）＜25 ppb など］，QoL などによって評価する．
- 喘息の管理目標は，まず喘息症状をなくすことであり，さらなる目標として「臨床的寛解」の達成を目指す（表 4-1）．
- 現在の寛解状況は将来のリスクと密接に関係するため（図 4-1），早期の臨床的寛解基準の達成を目指す必要がある．
- 「臨床的寛解」を達成できた場合は，次の目標として呼吸機能を評価する（FEV₁ が予測値の 80％以上，PEF の日内変動が自己最良値の 20％以内を目標とする）． 臨床的寛解が得られても，呼吸機能を正常化することができない症例も存在する． FEV₁ が予測値の 80％未満の場合は，治療を再検討する余地がある．
- 「臨床的寛解」が達成できない場合は，治療を再検討する．
- 抗喘息薬の反応の乏しい重症患者では，患者自身の状態に合わせた目標の設定が必要である．
- 患者と医療提供者は，『治療目標（臨床的寛解）』を共有することが重要である．

表 4-1 「臨床的寛解」の基準

項目	基準
1 ACT	23 点以上（1 年間）
2 増悪*	なし（1 年間）
3 定期薬としての経口ステロイド薬	なし（1 年間）

＊：増悪とは喘息症状によって次のいずれかに該当した場合とする．
① 全身性ステロイド薬を投与した場合
② 救急受診した場合
③ 入院した場合

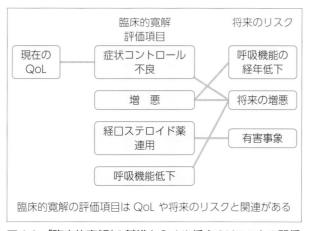

図 4-1 「臨床的寛解」の基準とQoLや将来のリスクとの関係

4-2 喘息の長期管理

1）喘息治療のフロー

● 成人喘息の治療は中用量 ICS/LABA から開始する（図 4-2，表 4-2）.

● 治療に対するアドヒアランスと吸入手技の確認が必要である.

● 急性増悪（発作）時はリリーバー（発作治療薬）として SABA を使用する.
ただし，SABA 必要時には ICS も同時に追加するか BUD/FM を使用した方が，
現在あるいは将来の増悪を抑制できる（anti-inflammatory reliever, AIR）. 週 2
回以上発作がある場合は下記に従って基本となる治療の追加を検討する.

● 中用量 ICS/LABA でコントロール不十分・不良の場合は，図 4-2 の Treatable
traits を標的とした治療（Treatable traits approach）を追加する.

● 適切と思われる Treatable traits approach を 1 つ以上追加してもコントロール不
十分・不良な例は専門医に紹介する（一般的に LAMA や LTRA の追加が多い）.

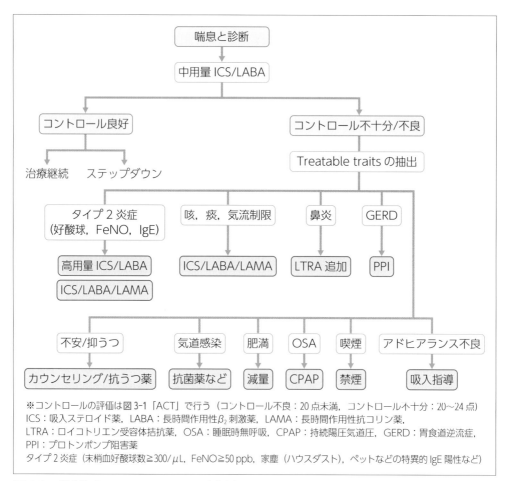

図 4-2　喘息治療のフローチャート（成人）

表 4-2　吸入ステロイド薬（ICS）の換算表

一般名	主な商品名	ICS 低用量 （μg/日）	ICS 中用量 （μg/日）	ICS 高用量 （μg/日）
FP	フルタイド，アドエア，フルティフォーム	～250	251～500	501～1,000
FF	アニュイティ，レルベア，テリルジー	100		200
BDP-HFA	キュバール	～200	201～400	401～800
BUD	パルミコート，シムビコート	～400	401～800	801～1,600
MOM	アズマネックス アテキュラ エナジア	～200 80 —	201～400 160 80	401～800 320 160
CIC	オルベスコ	～200	201～400	401～800

FP：fluticasone propionate（フルチカゾンプロピオン酸エステル），BUD：budesonide（ブデソニド）
FF：fluticasone furoate（フルチカゾンフランカルボン酸エステル），CIC：ciclesonide（シクレソニド）
BDP：beclomethasone dipropionate（ベクロメタゾンプロピオン酸エステル）
MOM：mometasone furoate（モメタゾンフランカルボン酸エステル）

- ICS の副作用である嗄声と咽頭・口腔内カンジダ，LABA の副作用の動悸と手の震え，また，LAMA による尿閉（前立腺肥大の患者），眼圧亢進（閉塞隅角緑内障の患者），口腔内乾燥に注意する．

2）喘息の重症度

- 本ガイドラインでは，喘息の重症度を喘息のコントロール状態を 4 週間以上にわたり良好に維持するために必要な治療内容で判定する．
- 「良好なコントロール状態」とは，喘息症状なし，増悪（発作）治療薬の使用なし，運動を含む活動制限なし，増悪なしであり，呼吸機能（FEV_1）が予測値あるいは自己最良値の 80%以上を保つ状態を理想とするが，ACT による評価では少なくとも「20 点以上」を維持する状態とする．
- 治療内容から判定する重症度を**表 4-3** に示す．
- ・低用量 ICS または低用量 ICS/LABA で良好な喘息コントロール状態が得られた場合は「軽症」である．
- ・中用量 ICS/LABA を基本とした治療で良好な喘息コントロール状態が得られた場合は「中等症」である．
- ・高用量 ICS/LABA を基本とした治療で良好な喘息コントロール状態を維持できる場合，あるいはそれでもコントロールが得られない場合は「重症」である．
- 注意：ただし，ACT が 20 点以上あっても 5 項目中の 1 項目でも 2 点以下があれば，「コントロール不良」と判断する．そして，治療の増強や吸入指導などを行ってコントロール良好を目指して重症度を再判定する．小児の C-ACT の場合も，本人が記載する 4 項目中に 1 項目でも

　　　1点以下，保護者が答える3項目中に1項目でも2点以下があればコントロール不良とする.
- 良好な喘息コントロール状態を維持するために必要な治療を判定する際は，①合併症・併存症の診断と治療，②喫煙やペットなどの増悪因子の回避，③服薬アドヒアランスおよび吸入手技の確認などを行ったうえで評価する.

表 4-3　喘息重症度判定基準

重症度	判定基準
軽症（Mild）	低用量 ICS または低用量 ICS/LABA で喘息コントロール良好
中等症（Moderate）	中用量 ICS/LABA などで喘息コントロール良好
重症（Severe）	高用量 ICS/LABA などでコントロール良好 あるいはそれでもコントロールできない場合

3）喘息治療のステップダウン
- ステップダウンの最適な方法に関するエビデンスは乏しい.
- 喘息症状や呼吸機能が「6か月以上」安定した場合にステップダウンを考慮する（図 4-3）.
- ただし，経口ステロイド薬（OCS）を内服している患者は，できるだけ速やかに OCS の減量や中止を試みる.

(1) ステップダウンを検討する条件

> ・喘息コントロール良好：ACT23 点以上
> 　　　　　　かつ
> ・呼吸機能（スパイロメトリー，PEF）：安定
> 　　　　　　かつ
> ・増悪なし

- 呼吸機能検査が実施できない施設では，病診連携を介して専門医に評価を依頼する.

(2) ステップダウン後の増悪リスク
- 下記の患者ではステップダウン後の増悪リスクが高いので，慎重な判断が必要となる.

> ・前年の増悪・救急受診
> ・FEV_1 低値
> ・気道過敏性亢進
> ・喀痰中好酸球数増多

- 検討項目：タイプ2炎症（第1章「喘息の病態」参照）や，Step-down Failure Score[1] も参考になる（表 4-4）.

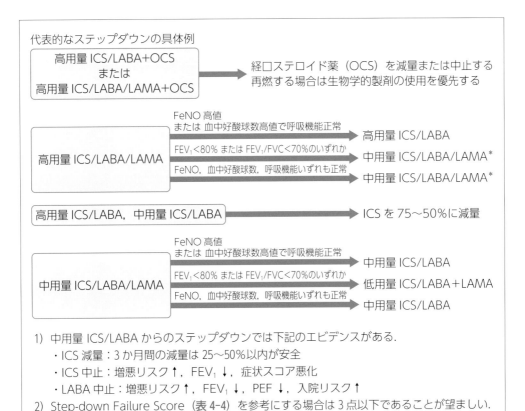

図 4-3　代表的なステップダウンの具体例

表 4-4　Step-down Failure Score[1]

評価項目		ポイント（点）
FEV₁ 予測値	≧80%	0
	<80%	2
FEV₁/FVC（Post-BD）	≧70%	0
	<70%	2.5
ACT スコア	25	0
	<25	2.5
過去 1 年間の増悪	なし	0
	あり	3

3 点以下：ステップダウン後のリスクが少ない，8 点以上：高リスク
Post-BD：気管支拡張薬服用後

1) Pérez de Llano L, et al. A simple score for future risk prediction in patients with controlled asthma who undergo a guidelines-based step-down strategy. *J Allergy Clin Immunol Pract*. 2019; 7: 1214-21.e3

4）重症患者への対応

- 重症の患者に対しては，重症喘息治療のフローチャート（**図 4-4**）に則って治療を行う．
- 専門医による治療が望ましい．
- 全身性ステロイド薬（経口投与と静脈投与）を年に 2 回以上使用する場合や日常的な喘息コントロールが不良の場合は，まず服薬アドヒアランス，吸入手技，合併症の確認を行う．
- 末梢血好酸球数（可能であれば喀痰中好酸球数），呼気中一酸化窒素濃度（FeNO），アレルゲン特異的 IgE 抗体を確認し，タイプ 2 炎症の存在について確認する．

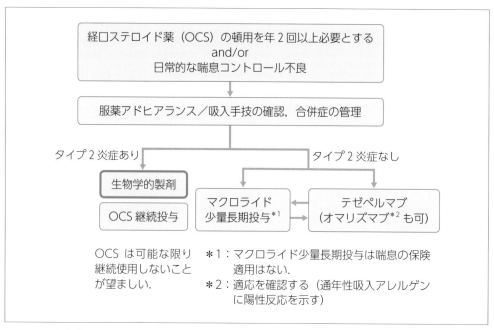

経口ステロイド薬（OCS）の頓用を年 2 回以上必要とする
and/or
日常的な喘息コントロール不良

服薬アドヒアランス／吸入手技の確認，合併症の管理

タイプ 2 炎症あり — 生物学的製剤／OCS 継続投与

タイプ 2 炎症なし — マクロライド少量長期投与*1 ／ テゼペルマブ（オマリズマブ*2 も可）

OCS は可能な限り継続使用しないことが望ましい．

*1：マクロライド少量長期投与は喘息の保険適用はない．
*2：適応を確認する（通年性吸入アレルゲンに陽性反応を示す）

図 4-4　重症喘息治療のフローチャート

5）生物学的製剤

- 重症喘息とは「コントロールに高用量 ICS および LABA に加えて，その他の長期管理薬（および/または全身性ステロイド薬）による治療を要する喘息，またはこれらの治療によってもコントロール不良である喘息」と定義される．
- 喘息診断の再確認および他疾患の除外，副鼻腔炎などの併存症の診断と治療，アレルゲンや受動喫煙などの増悪因子からの回避，そして服薬アドヒアランスや吸入手技の改善によっても上記を満たす場合は，生物学的製剤の導入を検討する．
- 重症喘息で全身性ステロイド療法を 1 年に 2 回以上必要とするケースなどは，専門医に紹介し，各種の生物学的製剤の使用が検討されるべきである．
- 生物学的製剤は，IgE，IL-4/IL-13，IL-5，TSLP など主にタイプ 2 炎症と関連す

る分子を標的としている．喘息の病型により効果が異なるため，薬剤選択にあたってはバイオマーカー測定が必須である（表4-5）．血中好酸球数，呼気中一酸化窒素濃度（FeNO），血清総IgE値，アレルゲン特異的IgE抗体を測定する（図4-5）．

表4-5　生物学的製剤一覧表

	抗 IgE 抗体	抗 IL-5 抗体	抗 IL-5Rα 鎖抗体	抗 IL-4Rα 鎖抗体	抗 TSLP 抗体
一般名	オマリズマブ	メポリズマブ	ベンラリズマブ	デュピルマブ	テゼペルマブ
適応年齢	6歳以上	6歳以上	15歳以上	12歳以上	12歳以上
商品名	ゾレア	ヌーカラ	ファセンラ	デュピクセント	テゼスパイア
基本的な対象	重症のタイプ2喘息（通年性吸入抗原感作例）で血清総IgE値30〜1,500 IU/mL	重症喘息で血中好酸球数150/μL以上または過去12か月間に300/μL以上	重症喘息で血中好酸球数150/μL以上または過去12か月間に300/μL以上	重症喘息で血中好酸球数150/μL以上またはFeNO25 ppb以上，血清総IgE値167 IU/mL以上	バイオマーカーには関わらず重症喘息
増悪抑制効果	◎	◎	◎	◎	◎
ステロイド減量	○	◎	◎	◎	△
呼吸機能改善	○	◎	◎	◎	◎
併存症への保険適用*	特発性の慢性蕁麻疹・季節性アレルギー性鼻炎	好酸球性多発血管炎性肉芽腫症（300 mg）		アトピー性皮膚炎・鼻茸を伴う慢性副鼻腔炎・特発性の慢性蕁麻疹・結節性痒疹	
自己注射	○	○		○	○
重症喘息への投与法	体重と血清総IgE値から投与量と間隔を決定（4-1-10 表4-6）	100 mg，4週毎 小児（6歳以上12歳未満）：40 mg，4週毎	30 mgを当初3回4週毎，その後は8週毎	初回600 mg，その後は1回300 mgを2週毎	210 mg，4週毎

表に示す効果は，無作為化二重盲検偽薬対照試験で確認された場合は「◎」，メタ解析や非偽薬対照試験で確認された場合は「○」，サブグループ解析のみで示唆された場合は「△」とする．
＊：喘息と用法・用量が異なる場合がある

●薬剤の適応は血中好酸球数とFeNOを軸として分類されるが（図4-6），複数の薬剤が適応となり得るため，アレルギー疾患の併存症，費用，投与間隔，自己注射の可否，長期安全性も考慮して選択する（表4-5）．
●抗IgE抗体は通年性吸入抗原に対するIgE抗体が証明される重症のタイプ2喘息に用いる．抗IgE抗体オマリズマブの投与量換算表を表4-6に示す．抗IL-5系製剤は末梢血好酸球数が150/mm^{3}以上または過去1年間に300/mm^{3}以上を示した例に使用を考慮する．また，抗IL-4受容体α鎖抗体は末梢血好酸球数が150〜1,500/mm^{3}か，FeNOが25 ppb以上の例に使用を考慮するが，双方が高値の場合に効果が高い．抗TSLP抗体はバイオマーカーに関わらず選択可能だが，重症喘息全体ではステロイド減量効果が示されていないことに留意する．

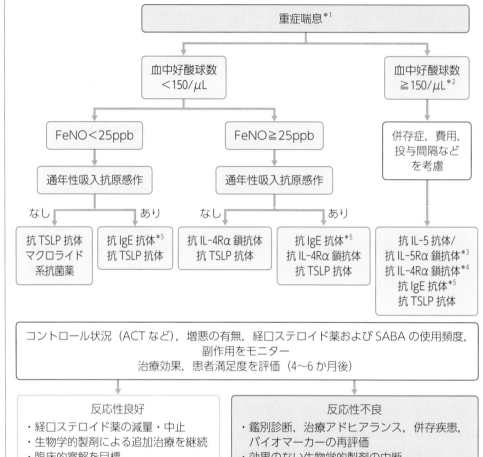

*1：以下を評価し，対応したのちに「重症喘息」と診断する
　　1）喘息診断の妥当性
　　2）吸入手技と治療アドヒアランス
　　3）増悪因子の回避（アレルゲン，刺激物，喫煙など）
　　4）併存疾患の評価と治療（鼻茸を伴う慢性副鼻腔炎，EGPA，アレルギー性鼻炎など）
*2：血中好酸球数 1,500/μL 以上の場合は，血液疾患，寄生虫感染症，その他の好酸球増加症を除外する．経口ステロイド薬を内服中の場合は過去の血中好酸球数も参考にする
*3：相対的に血中好酸球数高値の場合は優先的に使用を考慮する．抗 IL-5 抗体は EGPA に適応を有する
*4：相対的に FeNO が高値の場合や鼻茸を伴う慢性副鼻腔炎を有する場合は，優先的に使用を考慮する．アトピー性皮膚炎にも適応を有する．血中好酸球数 1,500/μL 以上では安全性や効果は十分に検討されていない
*5：血清総 IgE 値が低値の場合は，安価に投与できる．重症季節性アレルギー性鼻炎，特発性の慢性蕁麻疹に適応を有する

図 4-5　コントロール不良な成人重症喘息の治療アルゴリズム

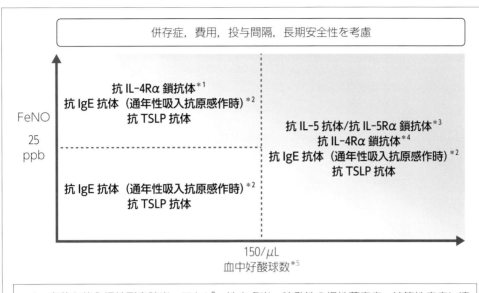

*1：鼻茸を伴う慢性副鼻腔炎，アトピー性皮膚炎，特発性の慢性蕁麻疹，結節性痒疹に適応を有する.

*2：血清総 IgE 値が低値の場合は，安価に投与できる．重症季節性アレルギー性鼻炎，特発性の慢性蕁麻疹に適応を有する.

*3：相対的に血中好酸球数高値の場合は，優先的に使用を考慮する．抗 IL-5 抗体は EGPA に適応を有する.

*4：相対的に FeNO が高値の場合や，鼻茸を伴う慢性副鼻腔炎を有する場合は，優先的に使用を考慮する．アトピー性皮膚炎にも適応を有する．血中好酸球数 1,500/μL 以上では，安全性や効果は十分に検討されていない.

*5：血中好酸球数 1,500/μL 以上の場合は，血液疾患，寄生虫感染症，その他の好酸球増加症を除外する.

図 4-6　バイオマーカーで分類した成人重症喘息の治療選択

◎生物学的製剤の適正使用

　重症喘息で増悪が残存している場合には，生物学的製剤の使用が検討されるべきである．生物学的製剤の導入にあたり，バイオマーカーの測定や併存症の診断が困難な場合などは，専門医への紹介が望ましい．以下に，生物学的製剤の適正使用について記載する.

1. 投与対象患者

　高用量 ICS および LABA，必要に応じて LTRA，テオフィリン徐放製剤（SRT），LAMA 投与中に以下のいずれかを満たす（有害事象などの理由で中用量 ICS までしか投与できない場合も含む）.

・日常的に喘息症状コントロール不良（ACT スコア＜20 点）

・OCS 連用

・喘息増悪のための頓用 OCS 2 回以上/12 か月間

・喘息増悪のための入院/救急外来受診1回以上/12か月間

・SABA の処方が6本以上/12か月間

2. 投与前の確認事項

喘息の診断について見直した上で，**図4-5**に示す手順で評価・改善を行う.

・アドヒアランス・吸入手技のチェック

・Traits の確認

・使用可能な薬剤（LTRA，SRT，LAMA）の確認

・喫煙・ペット飼育・職業性曝露などの環境要因の確認

・末梢血好酸球数・FeNO・血清総 IgE 値などのタイプ2炎症バイオマーカーの評価

・その他の鑑別疾患・併存症の確認と併存症の治療

　　鑑別疾患：精神疾患，声門機能不全，心不全，反復性誤嚥，器質的気道疾患（COPD，気管支拡張症，閉塞性気管支炎，気管・気管支軟化症），肺癌による気道狭窄，感染症（気管支結核，肺非結核性抗酸菌症）

　　併存症：肥満，閉塞性睡眠時無呼吸，胃食道逆流症，鼻炎，慢性副鼻腔炎，EGPA，ABPM

3. 薬剤選択

● 本邦で投与可能な生物学的製剤の投与対象，期待される効果，併存疾患への適応などを**表4-5**に示す.

● 生物学的製剤は，IgE，IL-4/13，IL-5，TSLP など主にタイプ2炎症と関連する分子を標的としている．薬剤の選択にあたってはバイオマーカーの測定が必須である．末梢血好酸球数，FeNO，血清総 IgE 値，アレルゲン特異的 IgE 抗体を確認する.

● 薬剤の適応は，末梢血好酸球数と FeNO を軸として分類されるが（**図4-6**），複数の薬剤が適応となり得るため，アレルギー疾患の併存症，費用，投与間隔，自己注射の可否，長期安全性も考慮して選択する（**表4-5**）.

● 以下に各薬剤の基本的な対象患者像を記す；

・**抗 IgE 抗体**：通年性吸入抗原に対する IgE 抗体が証明される重症のタイプ2喘息.

・**抗 IL-5 系製剤**：末梢血好酸球数が $150/\mu L$ 以上または過去1年間に $300/\mu L$ 以上を示した重症喘息.

・**抗 IL-4受容体 α 鎖抗体**：末梢血好酸球数が $150\sim1{,}500/\mu L$ または FeNO が 25ppb 以上の重症喘息.

・**抗 TSLP 抗体**：バイオマーカーに関わらず選択可能だが，好酸球数高値，FeNO 高値の重症喘息でより効果が高い可能性があり，また，重症喘息全体では OCS 減量効果が示されていないことに留意する.

4. 投与中モニタリング

- 生物学的製剤の効果判定は，開始後 6 か月を目安に評価する．
- 効果判定は，症状・増悪・連用 OCS・患者満足度を指標とする．下記に不十分な治療効果指標を挙げる．効果不十分の際は中止または他剤への切り替えを検討する．
  - **症状**：ACT の改善が 3 点未満
  - **増悪**：頻度が大幅に減少しない
  - **連用 OCS**：6 か月間の減量が 50% 未満
  - **患者の期待**：改善に対する患者の期待が満たされない
- 6 か月で十分な効果がある場合には，12 か月以降の臨床的寛解を目指す．
- 臨床的寛解が得られない場合に，生物学的製剤の継続・中止・他剤への切り替えに関しては患者との共通の治療ゴールを考慮し決定する．

1 疾患の発症

2 臨床の診断

3 検査・評価

4

治療

5 合併症

6 吸入療法など

7 小児の喘息

8 その他

表4-6　抗IgE抗体オマリズマブの体重・血清総IgE値からの投与量換算表（1回投与量；mg）

4週間毎投与：IgE抗体価＞700 IU/mL（記載のない欄）は「2週間毎投与」を参照

投与前の血清総IgE値 (IU/mL)	体重（kg）									
	＞20～25	＞25～30	＞30～40	＞40～50	＞50～60	＞60～70	＞70～80	＞80～90	＞90～125	＞125～150
＞30～100	75	75	75	150	150	150	150	150	300	300
＞100～200	150	150	150	300	300	300	300	300	450	600
＞200～300	150	150	225	300	300	450	450	450	600	
＞300～400	225	225	300	450	450	450	600	600		
＞400～500	225	300	450	450	600	600				
＞500～600	300	300	450	600	600					
＞600～700	300		450	600						

2週間毎投与：アミ伏せ部分は投与不可

投与前の血清総IgE値 (IU/mL)	体重（kg）									
	＞20～25	＞25～30	＞30～40	＞40～50	＞50～60	＞60～70	＞70～80	＞80～90	＞90～125	＞125～150
＞200～300										375
＞300～400									450	525
＞400～500							375	375	525	600
＞500～600						375	450	450	600	
＞600～700		225				375	450	450	525	
＞700～800	225	225	300	375	450	450	525	600		
＞800～900	225	225	300	375	450	525	600			
＞900～1000	225	300	375	450	525	600				
＞1000～1100	225	300	375	450	600					
＞1100～1200	300	300	450	525	600					
＞1200～1300	300	375	450	525						
＞1300～1500	300	375	525	600						

6 ）喘息におけるアレルゲン免疫療法（AIT）

- AIT は病因アレルゲンを徐々に増量して長期投与する治療法である．
- 薬物療法とは異なり疾患の自然経過に対する修飾効果を期待して行う．
- 本邦での主たる治療標的は家塵ダニとスギ花粉である．
- 投与ルートには皮下注射法（SCIT）と舌下法（SLIT）がある（**表 4-7**）．
- 鼻炎合併喘息では SLIT の応用が可能であり，ALK 社製ダニ SLIT 製剤（商品名：ミティキュア）はダニアレルギーによる喘息に対する効果のエビデンスが集積している．
- 制御性 T 細胞/B 細胞の誘導また特異的 IgG_4 抗体の産生などが作用機序である．
- ダニ AIT は，喘息症状の改善，気道過敏性の改善，薬物減量効果を示し，また新規アレルゲン感作の拡大を抑制することが確認されている．
- ダニ AIT を小児喘息で行うと寛解率が向上することが指摘されている．
- ダニによるアレルギー性鼻炎・結膜炎合併例は AIT で鼻症状，眼症状も改善する．
- スギ花粉飛散時期に喘息の悪化がある例ではスギ AIT が有効性を示す．
- 開始時にはアレルゲン回避指導も十分に行い，治療開始は安定期とする．
- 適応年齢は，一般的には 5 歳以上である．小児での SLIT は適切に舌下投与ができ

表 4-7　アレルゲン免疫療法

	皮下注射法（SCIT）	舌下法（SLIT）
主要アレルゲン	ダニ，スギ	ダニ，スギ
製剤商品名	治療用ダニアレルゲンエキス皮下注「トリイ」（鳥居） 治療用標準化アレルゲンエキス皮下注「トリイ」スギ花粉（鳥居）	ミティキュア（ダニ；鳥居） アシテア（ダニ；塩野義） シダキュア（スギ；鳥居）
適応症	ダニ感作喘息（軽症～中等症で安定期%FEV_1 が 70％以上） ダニ感作アレルギー性鼻炎 スギ花粉症	ダニ感作アレルギー性鼻炎 スギ花粉症 ＊ミティキュアはダニアレルギー性鼻炎合併の軽症～中等症アトピー型喘息で有効
導入	週 1～2 回の注射で，維持量まで数か月間程度．専門施設では入院での急速法で行うこともある．維持注射は通常 2～4 週毎に行う	初回投与は外来で行い，3 日～1 週で維持量に到達．以降は外来処方にて維持量を投与する
効果	効果がやや高い可能性がある	効果がやや低い可能性がある
副反応（全身反応）	500～1,000 回の注射で 1 回程度．100 万～250 万回の注射で 1 回程度の致死的副作用発現の危険性	全身性副作用はほとんどない．アナフィラキシーは 1 億回の投与で 1 回程度と報告されている
アドヒアランス	導入後は比較的良好	比較的良好だが国際的には経時的に低いとの報告が多い
治療期間	3 年以上	3 年以上
新規アレルゲン感作の抑制	期待できる	期待できる

る場合にのみ投与する.
- 心・肝・腎・甲状腺疾患,自己免疫疾患などや妊娠中の開始は避ける.
- 安定期にも閉塞性換気障害がある症例は副作用リスクが高く,かつ有効例が少ないことから,行うべきではない.
- 中等症から重症例でも呼吸機能が保たれている場合には有効な症例がある.生物学的製剤(抗 IgE 抗体,抗 IL-4 受容体 α 鎖抗体)との併用の有効性も報告されている.
- 詳細は日本アレルギー学会から発行されている公式手引書を参照されたい.

7）漢方薬

- 喘息治療において漢方薬は,吸入ステロイド薬を中心とした標準的治療(必須)に対して補完的な役割を果たす.症状だけでなく,患者の体質("証")を意識した薬剤選択を心掛けることが重要である.
- 「月経喘息」には,当帰芍薬散,加味逍遙散,桂枝茯苓丸が有効なことがある.ただし,これらの薬剤は喘息に対する適応はない.
- 臨床効果が認められない場合には,漠然とした長期処方を避ける.
- 頻度の多い副作用としては,胃部不快感,嘔気がある.特徴的な副作用としては,柴胡(サイコ)や黄芩(オウゴン)を含む漢方薬に生じやすい間質性肺炎,甘草を含む薬剤によって生じる偽性アルドステロン症,低カリウム血症,浮腫,麻黄を含む薬剤によって生じる動悸,頻脈,不眠,大黄を含む薬剤によって生じる腹痛,下痢などがある.特に漢方薬を二剤以上処方する際には,生薬が重複する可能性があるため副作用に留意する.
- 喘息に適応のある漢方薬を**表 4-8** に記載する.

表 4-8　喘息に適応のある漢方薬

薬剤名	成人喘息適応	小児喘息適応
五虎湯(ゴコトウ)	○	
柴陥湯(サイカントウ)	○[*1]	
柴朴湯(サイボクトウ)	○	○
小柴胡湯(ショウサイコトウ)	○	
小青竜湯(ショウセイリュウトウ)	○	
神秘湯(シンピトウ)	○	○[*2]
麦門冬湯(バクモンドウトウ)	○	
麻杏甘石湯(マキョウカンセキトウ)	○	○[*2]
麻黄湯(マオウトウ)	○[*3]	
苓甘姜味辛夏仁湯(リョウカンキョウミシンゲニントウ)	○	

*1：コタローのみ適応あり
*2：コタローは適応なし
*3：ツムラとコタローのみ適応あり

4-3 急性増悪（発作）時の管理

1）急性増悪（発作）時の重症度評価
- 増悪（発作）時の重症度は，「軽度」，「中等度」，「高度」，「重篤」と4段階に分ける（表4-9）.
- 簡便には，会話が困難あるいは苦しくて横になれないなら中等度と判断し，中等度より症状が軽ければ軽度と判断してよい．中等度より症状が強く，会話や歩行不能あるいは意識障害を伴う場合は高度あるいは重篤と判断する.

表4-9　喘息急性増悪（発作）の強度と発作治療ステップ

発作の強度	呼吸困難	動作	検査値の目安		発作治療ステップ
			PEF	SpO₂	
喘鳴／胸苦しい	急ぐと（動くと）苦しい	ほぼ普通	80%以上	96%以上	1
軽度	苦しいが横になれる	やや困難			
中等度	苦しくて横になれない	かなり困難 かろうじて歩ける	60〜80%	91〜95%	2
高度	苦しくて動けない	歩行不能 会話困難	60%未満	90%以下	3
重篤	呼吸減弱 チアノーゼ 呼吸停止	会話不能 体動不能 錯乱 意識障害 失禁	測定不能	90%以下	4

2）重症度別の対応
- 図4-7に急性増悪（発作）時の対応を示す.
- 軽度の多くは，自宅治療または外来治療で改善する．中等度では，外来治療で改善が得られれば帰宅可能だが，治療反応が乏しい場合には入院を要する．高度および重篤では，入院を要することが多い.
- 発作治療ステップ3を要する高度例や重篤な症状で初期治療に反応せず発作治療ステップ4を要する症例では，さらに集中治療管理が必要な場合も多く，入院設備の整った高次医療機関へ搬送する.
- 未治療あるいは定期治療のアドヒアランスが低い患者，過去に重篤な増悪でICU管理の既往がある患者では，急速に悪化する場合もあるので，より迅速かつ高強度の治療を心掛ける.

3）急性増悪（発作）対応時の注意事項
- 表4-10に急性増悪（発作）時の治療薬使用に際しての注意事項を示す.
- 以前のNSAIDs使用に関する情報がなければNSAIDs過敏喘息（アスピリン喘息）として対応する.
- 中等度以上でSpO₂≦93%の患者には十分な酸素投与と気管支拡張薬（SABA吸入だけでなく，0.1%アドレナリン0.1〜0.3 mL皮下注も検討可）を使用する.
- 発作治療ステップ2以上の治療後も2〜4時間で反応不十分あるいは1〜2時間で反

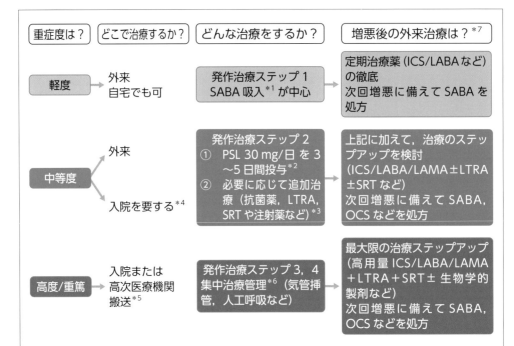

*1：pMDI 吸入あるいはネブライザーで投与．20〜30 分以上空けて繰り返し可．SMART 療法中の患者ではブデソニド/ホルモテロール吸入薬 1〜2 吸入追加でもよい．

*2：外来治療では経口薬を基本とし，必要例には注射薬を追加する．高齢者や低体重ではプレドニゾロン（PSL）20 mg/日も可．ステロイド注射薬は表 4-10 を参照．

*3：低酸素血症例では酸素投与，気道狭窄が強ければ 0.1%アドレナリン 0.1〜0.3 mL 皮下注なども併用する．気道感染合併例ではマクロライド系抗菌薬を併用する．発熱・疼痛時にはアセトアミノフェンを併用するが，NSAIDs 過敏喘息（アスピリン喘息）が否定できない場合にはチアラミド塩酸塩錠またはアセトアミノフェン（1 回 300 mg 以下）を用いる．高粘稠度の喀痰が続く場合には，カルボシステイン，ブロムヘキシン塩酸塩，アンブロキソールなどの去痰薬内服の短期併用は可能．ロイコトリエン受容体拮抗薬（LTRA），テオフィリン徐放製剤（SRT）も併用可．注射薬は表 4-10 を参照．

*4：入院治療の判断は次の場合を参考にする．中等度以上の症状，SABA 吸入を 1〜2 時間毎に要する/または悪化する，1 週間に 2 回以上急性増悪（発作）の治療で予約外受診する，肺炎・無気肺などの合併症があるなど．

*5：十分な酸素投与，全身性ステロイド薬投与，SABA 吸入あるいは 0.1%アドレナリン皮下注などによる緊急の処置と並行して搬送する．

*6：ICU 管理の判断は次の場合を参考にする．重篤な症状あるいは発作治療ステップ 4 を要する，初期治療で改善しない，混迷・朦朧状態，高度の呼吸不全など呼吸停止の可能性がある．

*7：長期管理薬のアドヒアランス，吸入手技などの確認は不可欠である．

図 4-7 増悪（発作）時の対応

応がない場合は入院を要する．

● SpO_2 の過信は禁物である．頻呼吸によりかろうじて維持できている場合や末梢循環不全で数値が安定しない場合もあり，SpO_2 だけではなく全身所見を重視する．

● 胸部 X 線撮影を行い，肺炎，心不全，気胸，胸水などの鑑別を行う．

● 高度あるいは重篤で迅速に救急搬送を要する場合では酸素投与と気管支拡張薬の使用などの応急処置を優先する．

表 4-10 急性増悪（発作）治療薬の注意事項

① SABA 吸入または 0.1％アドレナリン皮下注について
・SABA 吸入薬は 1〜2 吸入/回を反復する.
・頻脈，動悸，不整脈，振戦などの副作用に留意する.
・いずれの薬剤も 20〜30 分おきに反復するが，脈拍を 130/分以下に保つようにモニターする.
・アドレナリン注は虚血性心疾患，緑内障［開放隅角（単性）緑内障は可］，甲状腺機能亢進症では禁忌，高血圧の存在下では血圧，心電図モニターを装着する.

②全身性ステロイド薬について
・内服により対応が可能な例ではプレドニゾロン 30 mg/日　内服でよい.
・NSAIDs 過敏喘息（アスピリン喘息）で注射を要する場合，コハク酸エステル型ステロイド（ヒドロコルチゾンの一部，メチルプレドニゾロン，水溶性プレドニゾロンなど）の使用は避ける. 比較的安全なベタメタゾン 4〜8 mg あるいはデキサメタゾン 6.6〜9.9 mg を 1 回量として点滴静注，必要に応じて 6 時間ごとに繰り返す.
・NSAIDs 過敏喘息が否定される例では，ヒドロコルチゾン 200〜500 mg あるいはメチルプレドニゾロン 40〜125 mg を 1 時間程度で点滴投与する. 追加投与は，ヒドロコルチゾン 100〜200 mg あるいはメチルプレドニゾロン 40〜80 mg を 4〜6 時間ごとに繰り返す.
・喘息症状が落ち着いたら経口プレドニゾロンへ変更する.
・経口ステロイド薬はエステル化を行っていないので安全に使用できる.

③アミノフィリンについて
・アミノフィリン 125〜250 mg を補液薬 200〜250 mL に入れ，1 時間程度で点滴投与する（急速静注は絶対にしない）.
・増悪前にテオフィリン薬が投与されている場合はアミノフィリン 125 mg 以下に減量する.
・持続点滴はアミノフィリン 125〜250 mg を 5〜7 時間で点滴する.
・使用中は可能な限り血中濃度を測定する.
・吐き気，胸やけなどの消化器症状のほか，高齢者ではせん妄などの精神症状出現に留意する.

④その他
・多くの注射薬はパラベンなどの保存剤を含み，喘息増悪を誘発し得るので急速静注を避ける.
・去痰薬ブロムヘキシン塩酸塩吸入液もパラベンを含むため，NSAIDs 過敏喘息では使用を控える.

● 治療によって自覚症状が改善および気道狭窄が改善（目安として PEF 値が予測値または自己最良値の 80％以上，$SpO_2 > 95$％など）して 1 時間安定していれば帰宅可能である.
● 帰宅後に再増悪し得るので PSL 30 mg/日，3〜5 日間程度の内服治療を検討する.
● 長期管理薬のアドヒアランス，吸入手技などを確認し，早期にかかりつけ医または喘息を専門とする医師を受診するように指導する.

1 喘息の病態

2 喘息の診断

3 検査・評価

4 治療

5 合併症

6 吸入療法など

7 小児の喘息

8 その他

5 合併症

5-1 合併症チェックリスト

表5-1 合併症チェックリスト

□ アレルギー性鼻炎	□ 肥満	□ 好酸球性多発血管炎性肉芽腫症
□ 副鼻腔炎	□ 不安・抑うつ	(EGPA)
□ 中耳炎	□ 胃食道逆流症（GERD）	□ アレルギー性気管支肺真菌症
□ COPD	□ 閉塞性睡眠時無呼吸	(ABPM)

- 合併症は，喘息のコントロール，増悪，難治化に影響を与える要因であり，合併症チェックリスト（表5-1）などを参考に適宜確認することが重要である．
- 合併症の診断と治療が適切に行われることが重要である．
- 上気道と下気道のアレルギー性炎症は高率に合併しており，"One airway, one disease" という疾患概念が提唱されている．
- 副鼻腔炎には，好中球性炎症が主体の慢性副鼻腔炎（蓄膿症）と，好酸球性炎症による好酸球性副鼻腔炎がある．
- 肥満は重症喘息のリスクファクターであり，クラスター解析では女性で肥満の重症喘息フェノタイプが報告されている．
- ストレス，不安や抑うつは，喘息の悪化，難治化に影響する要因である．
- 胃食道逆流症（gastroesophageal reflux disease, GERD）の症状として，喉頭違和感，咽頭痛，胸焼け，呑酸が認められる．
- 閉塞性睡眠時無呼吸の危険因子として，男性，肥満，体重増加や小顎があり，喘息の難治化，増悪因子として重要である．
- 好酸球性多発血管炎性肉芽腫症（eosinophilic granulomatosis with polyangiitis, EGPA）は，末梢血好酸球数増多，末梢神経障害が認められる．喘息の発症が先行することが多い．
- アレルギー性気管支肺真菌症（allergic bronchopulmonary mycosis, ABPM）は，末梢血好酸球数増多，血清総 IgE 値高値，真菌特異的 IgE 抗体陽性となり，胸部 CT にて粘液栓による特徴的な所見を呈する．

5-2 それぞれの合併症のコントロール評価

- この項では，日常臨床でよく用いられる「合併症の診断基準」や「評価に用いる質問票」について解説する．

◎アレルギー性鼻炎
- 本邦での報告では治療中の喘息患者の 67％にアレルギー性鼻炎の合併を認める．
- アレルギー性鼻炎は，喘息の悪化因子であり，重症喘息のリスクファクターである．
- 花粉症合併喘息患者では，花粉の飛散時期に増悪が認められる．

●喘息コントロールおよびアレルギー性鼻炎の状態を評価するために『SACRA 質問票』を用いる（表5-2）.

表5-2 喘息コントロール　アレルギー性鼻炎質問票
SACRA（Self-Assessment of Allergic Rhinitis and Asthma）Questionnaire

---

この1週間の様子で喘息の状態はどうでしたか？　該当するものにチェック☑をつけてください。

質問1　喘息の症状がありましたか？　　　　　　　□3回以上　　　□1〜2回　　　□まったくない
　　　　（ゼーゼー、ヒューヒュー、息切れ）

質問2　家庭、職場や学校での活動が　　　　　　　□は　い　　　　□いいえ
　　　　制限されるほどの呼吸障害がありましたか？

質問3　かぜ以外の咳、息切れ、胸の苦しさで　　　□は　い　　　　□いいえ
　　　　眠れないことがありましたか？

質問4　発作止めの吸入薬をどのくらい使いましたか？　□3回以上　　　□1〜2回　　　□まったくない

質問5　症状をどの程度わずらわしいと感じますか？

まったく　　　　　　　　　　　　　　　　　　極めて
気にならない　　　　　　　　　　　　　　　わずらわしい

0　　　　線上の適当な位置に×印をつけてください　　　　10

総得点：□□□点

質問1	3回以上：1点
質問2	はい：1点
質問3	はい：1点
質問4	3回以上：1点

0点：コントロール良好
1〜2点：コントロール不十分
3〜4点：コントロール不良

■ コントロール良好
□ コントロール不十分
■ コントロール不良

普段の様子で鼻炎の症状はありませんか？　該当するものにチェック☑をつけてください。

質問1　ほぼ毎日(症状が季節性の場合は、その季節のほぼ毎日)、
　　　　1 時間以上にわたって以下の症状がありますか？
　　　　　粘り気のない水溶性鼻水　　　　　　　　　　　　　□あ　る　　　□な　い
　　　　　くしゃみ、特に激しいものや一定期間連続するもの　□あ　る　　　□な　い
　　　　　鼻づまり(呼吸ができないと感じる)　　　　　　　　□あ　る　　　□な　い

質問2　症状はどのくらい続いていますか？
　　　　　週に4日を超えますか？　　　　　　　　　　　　　□は　い　　　□いいえ
　　　　　連続して4週間を超えますか？　　　　　　　　　　□は　い　　　□いいえ

質問3　症状のせいでどのような影響がありますか？
　　　　　睡眠に支障をきたしますか？　　　　　　　　　　　□は　い　　　□いいえ
　　　　　日常生活(スポーツ、娯楽など)に支障をきたしますか？　□は　い　　　□いいえ
　　　　　学業や仕事に支障をきたしますか？　　　　　　　　□は　い　　　□いいえ
　　　　　わずらわしいと思いますか？　　　　　　　　　　　□は　い　　　□いいえ

質問4　症状をどの程度わずらわしいと感じますか？

まったく　　　　　　　　　　　　　　　　　　極めて
気にならない　　　　　　　　　　　　　　　わずらわしい

0　　　　線上の適当な位置に×印をつけてください　　　　10

質問1　1つでもチェックがありますか。　ある：アレルギー性鼻炎の疑い　　ない：アレルギー性鼻炎の可能性は低い
質問2　両方ともチェックがありますか。　はい：持続性鼻炎　　　　　　　いいえ：間欠性鼻炎
質問3　1つでもチェックがありますか。　ある：中等症/重症の鼻炎　　　　ない：質問4を参照
質問4中　□ 軽症の鼻炎　　■ 中等症/重症の鼻炎

（ARIA 日本委員会・GINA 日本委員会の許諾を得て掲載）

◎好酸球性副鼻腔炎

●成人発症の副鼻腔炎で，両側の多発性鼻茸と粘稠な鼻汁により，高度の鼻閉と嗅覚障害を示す難治性副鼻腔炎である．喘息，NSAIDs 過敏喘息（アスピリン喘息）・アスピリン不耐症，好酸球性中耳炎を伴うことが多い．2015 年より難病指定された．

●好酸球性副鼻腔炎の診断基準として，内科医でも比較的簡便に使用できる JESREC スコアが用いられる（表 5-3）．

表 5-3　好酸球性副鼻腔炎　診断基準（JESREC スコア）
JESREC：Japanese Epidemiological Survey of Refractory Eosinophilic Chronic Rhinosinusitis study

項　目	スコア
病側：両側	3 点
鼻茸あり	2 点
篩骨洞陰影≧上顎洞陰影	2 点
血中好酸球（%）	
2< 　≦　5%	4 点
5< 　≦　10%	8 点
10%　<	10 点

確定診断：11 点以上
鼻茸組織中の好酸球数（400 倍視野）が 70 個以上存在する

（厚生労働省，平成 27 年 7 月 1 日施行の指定難病（新規・更新），通し番号 69，概要，診断基準より作成）

◎好酸球性中耳炎

●成人発症の難治性の中耳炎で，中耳貯留液は好酸球浸潤により粘稠なニカワ状を呈し，聴力低下を来す．

●約 90%に喘息を，約 60%に副鼻腔炎を合併する．

●好酸球性中耳炎の診断基準を示す（表 5-4）．

表 5-4　好酸球性中耳炎　診断基準

●大項目
　好酸球優位な中耳貯留液がみられる滲出性中耳炎または慢性中耳炎

●小項目
　(1) ニカワ状の中耳貯留液
　(2) 抗菌薬や鼓膜切開など，ステロイド投与以外の治療に抵抗性
　(3) 気管支喘息の合併
　(4) 鼻茸の合併

確実例：大項目＋小項目のうち 2 つ以上を満たすもの
好酸球性多発血管炎性肉芽腫症，好酸球増多症を除外

◎胃食道逆流症（gastroesophageal reflux disease, GERD）

● GERD は慢性咳嗽の原因としても重要であり，FSSG 問診票（Fスケール）が診断だけでなく治療の効果判定にも有用である（**表5-5**）．

表5-5　FSSG 問診票（Fスケール）
FSSG：modified Frequency Scale for the Symptoms of GERD

Fスケール**問診票** FSSG（Frequency Scale for the Symptoms of GERD）

| お名前 | （ID；　　　） | | 歳 男・女 | 記入日：　　年　月　日 |

※あなたは以下にあげる症状がありますか？
ありましたら、その程度を記入欄の数字（スケール）に○を付けてお答え下さい。

質問	ない	まれに	時々	しばしば	いつも
1	胸やけがしますか？	0	1	2	3	4
2	おなかがはることがありますか？	0	1	2	3	4
3	食事をした後に胃が重苦しい(もたれる)ことがありますか？	0	1	2	3	4
4	思わず手のひらで胸をこすってしまうことがありますか？	0	1	2	3	4
5	食べたあと気持ちが悪くなることがありますか？	0	1	2	3	4
6	食後に胸やけがおこりますか？	0	1	2	3	4
7	喉(のど)の違和感(ヒリヒリなど)がありますか？	0	1	2	3	4
8	食事の途中で満腹になってしまいますか？	0	1	2	3	4
9	ものを飲み込むと、つかえることがありますか？	0	1	2	3	4
10	苦い水（胃酸）が上がってくることがありますか？	0	1	2	3	4
11	ゲップがよくでますか？	0	1	2	3	4
12	前かがみをすると胸やけがしますか？	0	1	2	3	4

酸逆流関連症状 ＝ [　] 点
運動不全（もたれ）症状 ＝ [　] 点

合計点数 [　] ＋ [　] ＋ [　] ＋ [　]

総合計点数 ＝ [　]

その他、何か気になる症状があればご遠慮なくご記入ください。

M. Kusano et al.:J Gastroenterol.,39,888 (2004)　　©Eisai Co., Ltd., 2002

現在は「改訂Fスケール」を用いることもできる（Kusano M, et al. Gastroenterol Hepatol. 2012; 27: 1187-91.）

1 喘息の気道
2 喘息の診断
3 検査・評価
4 治療
5 合併症
6 吸入薬流など
7 小児の喘息
8 その他

- スコアが 8 点以上で，GERD の可能性が高い．
- 黄色の酸逆流症状が優位な場合はプロトンポンプ阻害薬を用い，緑色の運動不全症状の点数が高いときは，消化管運動改善薬のモサプリドなどを使用する．

5-3　COPD

- 喘息の 20～30％に COPD が，また COPD から見ても 20～30％に喘息病態が併存する．両者の併存は「喘息・COPD オーバーラップ（asthma-COPD overlap, ACO）」と呼ばれるが，現時点では便宜上の名称であり，疾患単位とはいえない．
- 典型的には，喘息患者が喫煙することにより COPD を併発するが長期に続く気道炎症によるリモデリング（炎症の持続による構造改変）により気道の可逆性が失われることで COPD 類似の病態を呈することもある．
- COPD に特異的な症状，所見から併存を疑うチェックリストを表 5-6 に示す．
- 本邦には『喘息と COPD のオーバーラップ（ACO）診断と治療の手引き 2023』（日本呼吸器学会）がある．参考として「ACO 診断の目安」を図 5-1 に示す（これに基づいて診断するには診断時にスパイロメトリーが必須で，気管支拡張薬投与後の「1 秒率 70％未満」を確認する必要があるため診断の際は専門医への紹介を考慮する）．
- ACO では「ICS＋LABA あるいは LAMA」により治療を行う．不十分であれば「ICS＋LABA＋LAMA（いわゆるトリプル治療）」の併用を行う．
- COPD においては，ACO と診断されることで ICS 投与が必須となるため，薬物療法の観点から喘息病態を見逃さないことが重要である．一方，喘息患者は ACO と診断されても薬物療法はほとんど変わらないため COPD 診断の重要性は高くない．COPD 患者では ACO と診断されなくても ICS が有効な病態があり，これを的確に診断することが重要である（図 5-2）．

表 5-6　喘息患者で COPD の併存を疑うチェックリスト

☐ **喫煙歴（10 pack-years 以上）**または大気汚染や職業性の粉塵・化学物質への曝露
☐ 労作時に生じる，あるいは悪化する息切れ
☐ 慢性の咳，痰
☐ 安定期において，安静または一定の労作における SpO_2 の低下（≦95％）
☐ 50 歳以上
☐ 年単位で見ると呼吸困難症状が進行・悪化している

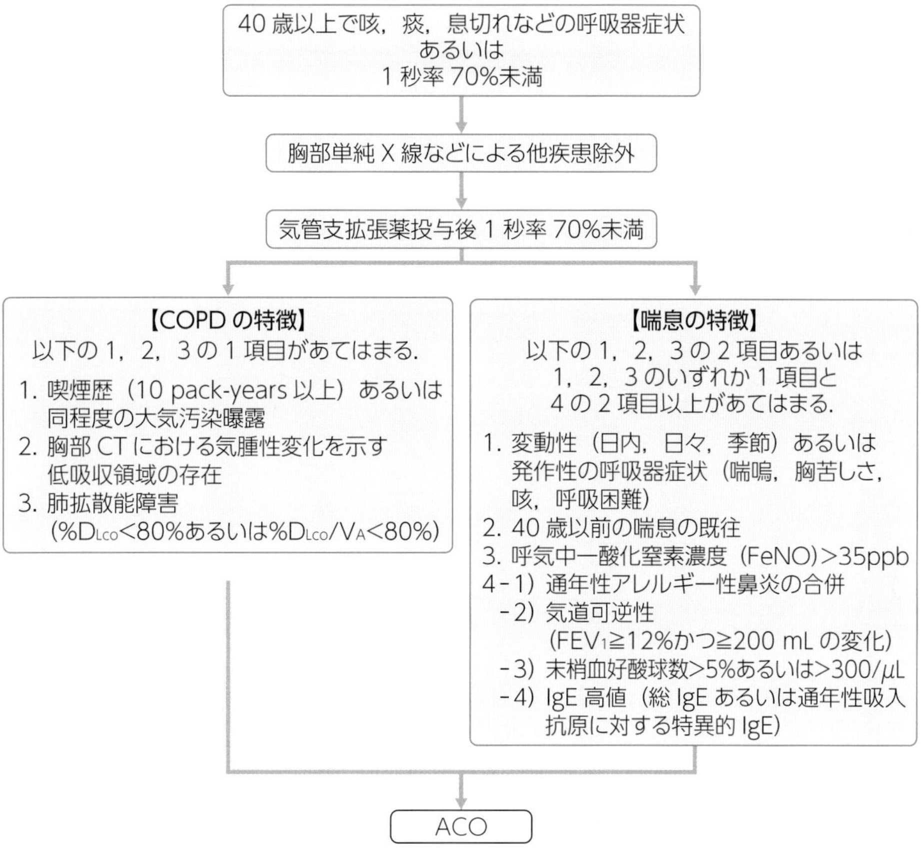
40歳以上で咳，痰，息切れなどの呼吸器症状
あるいは
1秒率70%未満
胸部単純X線などによる他疾患除外
気管支拡張薬投与後1秒率70%未満
【COPDの特徴】
以下の1，2，3の1項目があてはまる．
1. 喫煙歴（10 pack-years以上）あるいは同程度の大気汚染曝露
2. 胸部CTにおける気腫性変化を示す低吸収領域の存在
3. 肺拡散能障害（%DLco<80%あるいは%DLco/VA<80%）
【喘息の特徴】
以下の1，2，3の2項目あるいは
1，2，3のいずれか1項目と
4の2項目以上があてはまる．
1. 変動性（日内，日々，季節）あるいは発作性の呼吸器症状（喘鳴，胸苦しさ，咳，呼吸困難）
2. 40歳以前の喘息の既往
3. 呼気中一酸化窒素濃度（FeNO）>35ppb
4-1）通年性アレルギー性鼻炎の合併
-2）気道可逆性（FEV1≧12%かつ≧200 mLの変化）
-3）末梢血好酸球数>5%あるいは>300/μL
-4）IgE高値（総IgEあるいは通年性吸入抗原に対する特異的IgE）
ACO

【第1段階】40歳以上で呼吸器症状あるいは呼吸機能検査で1秒率70%未満を指摘され受診した場合には，識別を要する疾患（びまん性汎細気管支炎，先天性副鼻腔気管支症候群，閉塞性汎細気管支炎，気管支拡張症，肺結核，塵肺症，リンパ脈管筋腫症，うっ血性心不全，間質性肺疾患，肺癌）を否定したうえで気管支拡張薬投与後の1秒率を測定する．

【第2段階】COPDの特徴および喘息の特徴について問診（咳・痰・呼吸困難などの呼吸器症状は，喘息は変動性（日内，日々，季節性）あるいは発作性，COPDは慢性・持続性）および検査する．

【第3段階】ACOの診断は，COPDの特徴の1項目＋喘息の特徴の1，2，3の2項目あるいは1，2，3のいずれか1項目と4の2項目以上．COPDの特徴のみあてはまる場合はCOPD，喘息の特徴のみがあてはまる場合は喘息（リモデリングのある）と診断する．

日本呼吸器学会『喘息とCOPDのオーバーラップ（ACO）診断と治療の手引き2023』

図5-1　ACOの診断手順

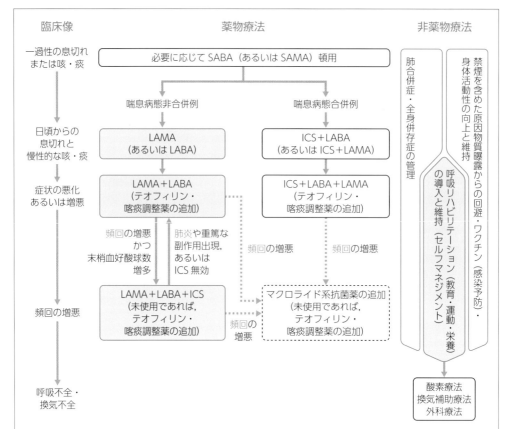

1 喘息の病態
2 喘息の診断
3 検査・評価
4 治療
5 合併症
6 吸入療法など
7 小児の喘息
8 その他

- COPD 患者は症状を過小評価しがちで，しばしば増悪を報告しないこともあるので詳細な聴取が重要である．質問票を用いて具体的に評価する．
- 臨床像の評価は，初期治療導入時のみならず，病状の変化や治療の変更に合わせて，繰り返し重症度を評価することで，個別化最適医療の実現を目指すべきである．
- 鑑別疾患を含めて肺合併症や全身併存症の予防・管理には，他科や多職種との連携は不可欠である．特に喘息（あるいは喘息病態）の合併は，薬物療法の選択のうえで重要である．
- 喘息病態非合併患者で，ICS を追加した際の効果判定は重要である．安易な ICS の追加を避ける．無効あるいは副作用発症患者は中止を検討する．末梢血好酸球数増多の目安として 300/μL 以上が用いられることが多い．喘息病態合併患者では，喘息病態が軽症の段階から長時間作用性気管支拡張薬に ICS を追加・継続する．LAMA が使用できない場合は LABA/ICS 配合薬を使用する．
- LAMA，LABA や ICS の長期管理薬使用中の増悪時には SABA（あるいは SAMA）を頓用する．また，長期管理薬を 2 剤以上使用しても増悪が頻回であればマクロライド系抗菌薬を追加する．ただし，本邦でマクロライド系抗菌薬は COPD に保険適用はなく，クラリスロマイシンが好中球性炎症性気道疾患に保険収載されている．
- 非薬物療法の禁煙，ワクチン，身体活動性の向上や維持は，疾患進行予防の観点からできるかぎり早期からの導入を検討すべきである．軽症 COPD に対する早期呼吸リハビリテーション導入意義のエビデンスは乏しい．

日本呼吸器学会『COPD（慢性閉塞性肺疾患）診断と治療のためのガイドライン 2022〔第6版〕』

図 5-2　安定期 COPD 管理のアルゴリズム

5-4 アレルギー性気管支肺真菌症 (allergic bronchopulmonary mycosis, ABPM)

【疾患概念】

● 空気中に飛散する真菌を吸入することにより発症する.

● 喘息患者において，真菌抗原が下気道に侵入し，特異的 IgE 抗体が産生されることによって喘息が重症化し，持続感染により特異的 IgG 抗体も産生され，I 型アレルギーだけでなくIII型アレルギーも生じる.

● 主な原因真菌は，*Aspergillus fumigatus* であるが，その他，*Aspergillus niger*，*Aspergillus oryzae*，*Penicillium*，*Cladosporium*，*Candida*，*Schizophyllum commune*（スエヒロタケ）なども原因となる.

● 特にアスペルギルス属による ABPM を ABPA と呼ぶ.

● ABPM の有病率は，喘息患者の約 2～3％と推定されており，重症喘息に絞れば合併頻度がさらに高くなる.

● 放置すると非可逆的な気道破壊を来し得るため，早期診断が重要であり，重症喘息診療の際には最低限画像診断や真菌特異的 IgE 測定などで否定しておくことが必要であり，見落とさないことが求められる.

【臨床像】

● 基礎疾患としては，喘息が主体となるが，海外では嚢胞性線維症の報告例も多く，肺アスペルギローマから進展するような症例も報告されている.

● 性差は女性に多く，発症好発年齢は 50 歳以降であるが，10 歳代でも発症し得る.

● 症状は，咳嗽，喀痰，喘鳴など喘息増悪に類似しており，症状だけでの判別は難しい場合がある.

● 喘息増悪様症状のほかに発熱・胸痛・血痰・全身倦怠感を伴うこともあるが，全く無症状の症例も少なくない.

● 血液検査所見では，末梢血好酸球数増加や血清総 IgE 高値を認めることが多い.

● ABPA の診断において *Aspergillus fumigatus* の major アレルゲンコンポーネント Asp f 1 が保険適用となっており，*Aspergillus fumigatus* による I 型アレルギーを見つけ出す上で有用となる.

● 画像所見では，中枢性気管支拡張・粘液栓・肺野浸潤影の頻度が高く，その他，HAM (high-attenuation mucus)，スリガラス陰影，モザイク陰影，嚢胞化，線維化などの所見も認められる.

【診断】

● 診断基準には，Greenberger らの基準，Knutsen らの基準，ISHAM working group の基準などがあるが，世界的に統一した基準は示されていないため，地域性も踏まえて本邦で作成された『ABPM の診療の手引き』（日本アレルギー学会，日本呼吸器学会）による診断基準[1]（**表 5-7**）が有用である.

表 5-7　アレルギー性気管支肺真菌症（ABPM）の臨床診断基準[1]

1)　喘息の既往あるいは喘息様症状あり
2)　末梢血好酸球数（ピーク時）≧500/mm^3
3)　血清総 IgE 値（ピーク時）≧417 IU/mL
4)　糸状菌に対する即時型皮膚反応あるいは特異的 IgE 陽性
5)　糸状菌に対する沈降抗体あるいは特異的 IgG 陽性
6)　喀痰・気管支洗浄液で糸状菌培養陽性
7)　粘液栓内の糸状菌染色陽性
8)　CT で中枢性気管支拡張
9)　粘液栓喀出の既往あるいは CT・気管支鏡で中枢気管支内粘液栓あり
10)　CT で粘液栓の濃度上昇（high-attenuation mucus, HAM）

6 項目以上を満たす場合に ABPM と診断する.
・項目 4)，5)，6) は同じ糸状菌について陽性の項目でのみ合算できる（例：アスペルギルス・フミガータスに対する IgE 抗体と沈降抗体が陽性だが，培養ではペニシリウム属が検出された場合は 2 項目陽性と判定する）.
・項目 7) の粘液栓検体が得られず 5 項目を満たしている場合には，気管支鏡検査などで粘液栓を採取するように試みる. 困難な場合は「ABPM 疑い」と判定する.

日本アレルギー学会，日本呼吸器学会『アレルギー性気管支肺真菌症の診療の手引き』(p.57-61)

【治療】

- 治療の基本は全身性ステロイド薬であり，高用量使用法として PSL 0.75 mg/kg/日×6 週間・0.5 mg/kg/日×6 週間投与後に 6 週間ごとに 5 mg/日ずつ減少していく方法と中用量使用法として，0.5 mg/kg/日×1～2 週間，その後隔日投与として 8 週間，その後 2 週間ごとに 5～10 mg/日ずつ減量していく方法がある.

- 上記の全身性ステロイド薬投与量の違いで，再発までの期間に有意な差は認められないことが無作為化比較試験で報告されている.

- 再発を繰り返す症例や喀痰から原因真菌が培養される場合には，必要に応じて 4 か月程度抗真菌薬を併用する.

- アスペルギルス属が原因となる場合には，抗真菌薬として経口アゾール系抗真菌薬（イトラコナゾールあるいはボリコナゾール）を使用することが一般的である.

- エビデンスは不十分であるが，真菌に対する環境整備ならびに対策を行うことが推奨される（表 5-8）.

- ABPA は，再発する可能性や重症難治性喘息が併存している可能性が高く，繰り返す喘息増悪で全身性ステロイド薬が中止にできないことも稀ではないため，全身性ステロイド薬の副作用を加味すれば，適用基準を満たす場合に限り生物学的製剤はよい適応となり，症例報告レベルではあるが有用とする報告がある.

表5-8　真菌アレルゲン対策

・居住空間や寝室，職場の通気や換気をよくする
・押入れやベッド下なども含めた室内（寝室含む）のほこりを減らすようこまめな掃除に努める
・真菌の発生を確認したら速やかに除去する
・室内の湿度は50％以下を保つように努力する
・加湿器の使用は控え，場合によっては除湿機の使用を考慮する
・エアコンはできれば使用しない．使用する場合は2週間に1度程度の自己清掃に加えて年に1回の専門業者による分解洗浄が望ましい
・ペット飼育により真菌全般が増える報告があるため室内でのペット飼育は避ける
・空気清浄機の常時使用も明らかなエビデンスはないが効果がある可能性がある
・*A. fumigatus* が多いと考えられる環境での作業（古い家屋の解体，土埃を吸引する作業，倉庫や地下室内での作業など）はなるべく避ける

【予後】

● *Aspergillus fumigatus* による ABPA の再燃率は25〜50％とされ，かなり高率である．

● スエヒロタケによる ABPM の再発率は ABPA よりもさらに高いことが報告されている．

● ABPA/ABPM は再発を繰り返し難治化する場合が少なくないため，適切に対応しなければ広範囲の気管支拡張や肺の線維化など含めた非可逆的な気道破壊や重篤な呼吸不全を引き起こし，致死的となり得る．

● 一方で，無治療でも経過観察可能な症例も存在するため，注意深く経過を診る必要がある．

1）アレルギー性気管支肺真菌症の診療の手引き．日本アレルギー学会，日本呼吸器学会監．「アレルギー性気管支肺真菌症」研究班編．pp57-61．医学書院，東京，2019．

5-5　好酸球性多発血管炎性肉芽腫症（eosinophilic granulomatosis with polyangiitis, EGPA, 通称：Churg-Strauss 症候群）

【疾患概要】

● EGPA は，喘息あるいはアレルギー疾患を背景として発症する小〜中型血管の血管炎症状と好酸球浸潤による臓器障害を主体とした原因不明の全身性壊死性血管炎である．

● ANCA 関連血管炎の一つに分類されている．

● 病理学的には，細小血管の肉芽腫性血管炎および血管外肉芽腫所見を来す．

● 発症原因は種々指摘されているが，因果関係を明確に示した報告はなく，いまだに不明のままである．

● EGPA は，結節性多発動脈炎（PAN）・顕微鏡的多発血管炎（MPA）・多発血管炎

性肉芽腫症（GPA）・好酸球増多症候群（HES）・NSAIDs 不耐症（N-ERD）と
それぞれオーバーラップする部分を併せ持っており，これらの疾患と鑑別を要する
ため，診断に苦慮することも少なくない．

【臨床像】

- 典型的な発症経過としては，成人期以降に喘息や鼻茸を伴う好酸球性副鼻腔炎・ア
  レルギー性鼻炎が先行し，数年以内に末梢血好酸球数増多を伴う血管炎症状が出現
  する．時に 10 年以上の経過を経て発症する症例も存在する．
- EGPA に併存する喘息は十分な抗喘息薬による治療を行っても持続的気流制限が
  残存するなど重症難治例が多い．
- 臓器障害は全身諸臓器の血管炎に伴う虚血障害と好酸球性臓器障害が混在する．
- 皮膚病変，関節・筋肉病変，気管支・肺病変，上気道病変，心障害，神経障害，消
  化管病変，腎障害などを中心に全身の臓器に多彩な症状が生じる．
- 「手袋-靴下型」の分布を示す多発単神経障害に伴うしびれや疼痛の出現頻度が高
  く，知覚障害だけでなく運動障害も引き起こし，治療を開始後も症状はしばしば遷
  延する．
- 他の ANCA 関連性血管炎とは異なり，重度の腎障害が生じることは少ない．
- 稀に腸管穿孔・重症不整脈・心タンポナーデや心筋障害による心不全・重篤な腎機
  能障害・脳血管障害などの合併症を来すことがあるため注意する．
- French Vasculitis Study Group による報告では，ANCA 陽性例では副鼻腔病
  変・末梢神経障害・腎障害の頻度が高く，ANCA 陰性例では心病変の頻度が高い．
- MPO-ANCA・PR3-ANCA 関連血管炎の一つではあるが，MPO-ANCA 陽性率
  は 30〜50％，PR3-ANCA 陽性率は 3％程度である．

【診断】

- 診断には，厚生労働省の診断基準が有用である（表 5-9）．2022 年に ACR/EULAR
  の ANCA 関連血管炎における EGPA 分類基準が示されているが，あくまで分類基
  準であるため「血管炎症状がある」ことが前提となる（表 5-10）．
- 確定診断には病理組織学的検索が有用であり，可能であれば病変部位からの生検を
  行う．
- 生命予後に大きくかかわる心病変や消化管病変を見落とさないことが重要である．
- EGPA を疑う所見のチェックリストを表 5-11 に示す．

表 5-9　厚生労働省難治性血管炎分科会による EGPA の診断基準（1998 年/2024 年一部追記）

---

(1) 主要臨床所見
　①気管支喘息あるいはアレルギー性鼻炎
　②好酸球増加（末梢血白血球の 10% 以上、又は 1,500/μL 以上）
　③血管炎による症状：発熱（2 週間以上，38℃以上），体重減少（6 か月以内に 6 kg 以上），多発単神経炎，消化管出血，紫斑，多関節痛，筋肉痛・筋力低下
(2) 臨床経過の特徴
　主要臨床所見①，②が先行して③が発症
(3) 主要組織所見
　①周囲組織に著明な好酸球浸潤を伴う細小血管の肉芽腫またはフィブリノイド壊死性血管炎の存在
　②血管外肉芽腫の存在
(4) 判定
　①確実
　　(a) (1) の 3 項目を満たし，(3) の 1 項目を満たす場合
　　(b) (1) の 3 項目を満たし，(2) を満たす場合
　②疑い
　　(a) (1) の 1 項目及び，(3) の 1 項目を満たす場合
　　(b) (1) の 3 項目を満たすが，(2) を満たさない場合
(5) 参考となる所見
　①白血球増多（≧1 万/μL），②血小板増多（≧40 万/μL），③血清 IgE 増加（≧600 U/mL），④ MPO-ANCA 陽性，⑤リウマトイド因子陽性，⑥肺浸潤陰影

Guidelines for Management of Vasculitis Syndrome (JCS 2023)

【治療】

● EGPA は致死的な臓器病変が出現することがあり，早期発見・早期治療が求められる.

●予後不良因子として，French Vasculitis Study Group による Five-factors score（①重症の心病変，②重症の消化管病変，③ 65 歳以上の高齢発症，④ Cr 1.50 mg/dL 以上の腎不全，⑤副鼻腔炎がない）が報告されており，5 項目のうち 2 つ以上を認めれば予後不良と判断する.

●予後不良因子・致死的な病変併存の有無・各種臓器障害の程度を考慮し，全身性ステロイド薬単独あるいは免疫抑制薬併用により寛解導入療法を行い，その後再発予防のための寛解維持療法に移行する. EGPA の治療の考え方を図 5-3 に示す.

●寛解後に再発するような治療抵抗性の場合には，抗 IL-5 抗体製剤メポリズマブ併用を考慮する.

●多施設共同二重盲検第Ⅲ相無作為化実薬対照非劣性試験において抗 IL-5R-α 鎖製剤ベンラリズマブが，メポリズマブとの非劣性が示され，今後の保険適用追加が予想される（2024 年 6 月現在，本邦では保険適用はない）.

●難治性の末梢神経障害が残存する場合には，高用量免疫グロブリン大量（IVIg）療法を考慮する.

- EGPA におけるリツキシマブ（抗 CD20 モノクローナル抗体製剤）やアバコパン（選択的 C5a 受容体拮抗薬）の有効性が報告されている（2024 年 6 月現在，本邦では保険適用はない）．

【予後】

- EGPA は，MPA や GPA と比較して比較的予後良好な疾患とされ，5 年生存率は高いが，10 年以上の生存率は MPA や GPA の予後と変わらない．
- 長期的予後において，免疫抑制薬使用の可能性が示唆される悪性腫瘍や全身性ステロイド薬や免疫抑制薬投与に伴う感染症・骨折などが増加する．

表 5-10 ACR/EULAR の ANCA 関連血管炎における EGPA 分類基準（2022）[1]

EGPA 分類基準（血管炎症状は必須）	
臨床基準	点数
・閉塞性気道疾患	+3
・鼻ポリープ	+3
・多発単神経炎	+1
検査・生検基準	
・末梢血好酸球数≧1×10^9/L（1,000/μL）	+5
・生検での血管外の好酸球優位の炎症所見	+2
・cANCA or PR3-ANCA 陽性	−3
・血尿	−1
7 項目の合計点が 6 点以上の場合，EGPA と分類（感度 84.9%，特異度 99.1%）	

ACR：American College of Rheumatology
EULAR：European Alliance of Associations for Rheumatology

1) Grayson PC, et al. American College of Rheumatology / European Alliance of Associations for Rheumatology Classification Criteria for Eosinophilic Granulomatosis With Polyangiitis. *Arthritis Rheumatol.* 2022; 74: 386-92.

表 5-11　EGPA を疑う所見のチェックリスト

	☑	
主要臨床所見		① 喘息あるいは好酸球性細気管支炎などの閉塞性気道疾患
		② 鼻茸を伴う好酸球性副鼻腔炎
		③ 2 か所以上の四肢末梢のしびれ・筋力低下・麻痺（多発性単神経炎）
		④ 2 週間以上持続する発熱・6 か月で 6 kg 以上の体重減少・多関節痛・紫斑・潰瘍などの血管炎兆候
検査所見		⑤ 末梢血好酸球数の持続的な増加（1,000/μg 以上）
		⑥ MPO-ANCA 陽性
		⑦ リウマトイド因子陽性
		⑧ 血清 IgE 増加（600 U/mL 以上）

※　①and/or ②および⑤の存在は原則必須

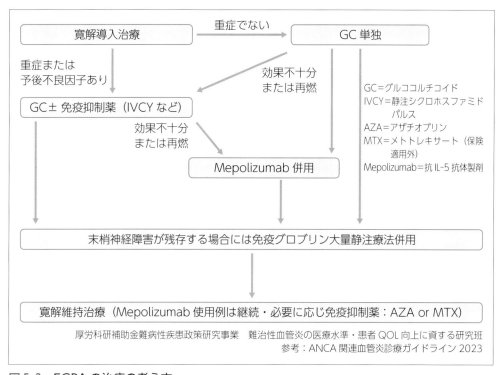

厚労科研補助金難治性疾患政策研究事業　難治性血管炎の医療水準・患者 QOL 向上に資する研究班
参考：ANCA 関連血管炎診療ガイドライン 2023

図 5-3　EGPA の治療の考え方

5-6　NSAIDs 過敏喘息（N-ERD，通称：アスピリン喘息）

【疾患概念】
- 酸性非ステロイド性抗炎症薬（NSAIDs）使用に伴い増悪する喘息の亜型であり，IgE 抗体を介したアレルギー機序ではなく，後天的に獲得する過敏体質である．
- NSAIDs の作用機序であるシクロオキシゲナーゼ-1（COX-1）阻害によるシステ

1 喘息の病態
2 喘息の診断
3 検査・評価
4 治療
5 合併症
6 吸入療法など
7 小児の喘息
8 その他

イニルロイコトリエン（CysLTs）過剰産生体質であるため，剤形を問わず，あらゆる NSAIDs の使用により上下気道症状の悪化が起こり得る．
- 喘息の重症あるいは難治化因子の一つであり，NSAIDs の誤使用は，喘息の急性増悪および致死的な増悪の原因となる．

【病態】
- 以前は，「アスピリン喘息」と称されてきたが，アスピリン以外の酸性 NSAIDs の使用により喘息症状を引き起こすため，近年では国際的に「NSAIDs 過敏喘息」あるいは「N-ERD（NSAIDs exacerbated respiratory disease）」という呼称が主流となりつつある．
- プロスタグランジン合成酵素である COX-1 の阻害作用を持つ NSAIDs の使用により，CysLTs が過剰産生されてしまう体質をもつことにより，鼻症状および気道狭窄症状を呈する非アレルギー性の過敏症である．
- NSAIDs 過敏喘息の気道では，強い好酸球性炎症とマスト細胞活性化を認める．

【臨床像】
- IgE 抗体を介した機序ではなく，後天的に獲得する NSAIDs の作用機序による過敏体質であるために，同じ薬効をもつものすべてが症状誘発の原因になり得る．
- 内服薬・坐薬・貼付薬（湿布）・点眼薬など，NSAIDs が含まれるすべての剤形で症状の誘発が起こり得る．
- 成人喘息の 5~10％ を占め，男女比は 1：2 でやや女性に多い．
- 好発年齢は 20~40 歳代であり，10 歳以下の小児は稀である．
- 鼻茸を伴う慢性好酸球性副鼻腔炎を高頻度で合併し，CT で両側性かつ篩骨洞優位の陰影を呈することが多いため，嗅覚障害を呈することが特徴となる．

【診断】
- IgE 抗体を介さない「非アレルギー機序」であるため，皮膚テストや血液検査などのアレルギー学的検査では診断することができない．
- 診断は，エピソードの詳細な問診と必要に応じたアスピリン負荷試験で行われる．
- 「エピソードの詳細な問診」は，以下の 3 点が重要となる．
  (1) 喘息発症後の NSAIDs 使用歴とそれに伴う誘発反応
  (2) 嗅覚障害の有無
  (3) 鼻茸あるいは副鼻腔炎の既往および手術歴
- 複数の NSAIDs 使用により上下気道に何らかの症状の出現を認めた既往がある場合は，NSAIDs 過敏喘息を強く疑う．
- 気道外症状として，狭心痛・腹痛・皮疹などを認めることがある．
- 確定診断のゴールドスタンダードは「アスピリン負荷試験」であるが，リスクを伴うため，熟練した専門施設での施行が推奨される．

【治療】
- 喘息の長期管理においては NSAIDs 過敏喘息特有の治療法はなく，一般的な喘息

治療に加えて，鼻茸副鼻腔炎の治療を行う．

- NSAIDs 過敏喘息患者は，コハク酸エステル構造に過敏反応が生じることがあるため，コハク酸エステル型ステロイド製剤（商品名：サクシゾン，ソル・コーテフ，水溶性プレドニン，ソル・メドロールなど）の急速静注により重篤な気道症状の悪化を引き起こすことがあり，全身性ステロイド薬を点滴静注する場合には，リン酸エステル型ステロイド製剤（商品名：デカドロン，リンデロンなど）を，緩徐に1〜2時間かけた使用が望ましい．
- ただし，リン酸エステル型ステロイド製剤でも「添加物」により気道症状を引き起こされる例が存在するため，注意が必要である．
- NSAIDs 過敏喘息は，重症喘息であることが多く，重症喘息治療薬である抗 IgE 抗体製剤オマリズマブの使用により，CysLT の過剰産生やマスト細胞活性化が抑制され，上下気道症状が改善することが報告されている．
- 高率に鼻茸を伴う慢性副鼻腔炎を合併するため，重症喘息治療として抗 IL-4Rα 鎖抗体デュピルマブの有効性も報告されている．
- COX-2 に選択性が強い NSAIDs や塩基性 NSAIDs は比較的安全に使用可能であることが示されているが，添付文書上はアスピリン喘息禁忌の記載があるため，使用にあたっては患者への十分な説明と同意が必要不可欠である（**表 5-12**）．
- 他の診療科や他の医療機関における NSAIDs の誤使用を回避する必要があるため，「NSAIDs 過敏喘息であることを明示したカード」などを携帯させることが望ましい．

表 5-12　NSAIDs 過敏喘息における NSAIDs の選択

●危険（強い COX-1 阻害作用を持つ薬剤） 　NSAIDs 全般*（低用量アスピリンも含め） 　内服薬だけでなく，坐薬・貼付・塗布・点眼薬も禁忌 ●やや危険（弱い COX-1 阻害作用を持つ薬剤） 　アセトアミノフェン　1回 500 mg 以上 ●比較的安全（COX-1 阻害作用が少ない薬剤） 　ただし，重症例や不安定例では症状が出現する可能性あり 　アセトアミノフェン*　1回 300 mg 以下 　塩基性消炎剤（チアラミド*など） 　COX-2 選択性の高い NSAIDs（エトドラク*，メロキシカム*） 　選択的 COX-2 阻害薬（セレコキシブ*） 　NSAIDs を含まない冷湿布ならびに温湿布 ＊：添付文書上，アスピリン喘息に禁忌と記載となっているため処方医責任での処方となる

合併症

5-7 運動誘発喘息/アスリート喘息

- 運動誘発喘息（exercise-induced asthma, EIA）の主な病態としては，運動誘発性気道収縮反応（exercise-induced bronchoconstriction, EIB）が関与する．
- 心不全や食物依存性運動誘発アナフィラキシーとの鑑別に注意する．
- アスリートの中に高頻度で認められる．
- アスリート喘息の頻度は種目別では耐久種目と冬季種目に多い（具体的には，夏季競技は自転車競技，水泳，ヨット・カヌー，冬季種目はクロスカントリー，アルペンスキー，スケート競技）．
- 治療は通常の喘息治療に準拠する．ロイコトリエン受容体拮抗薬（LTRA）とクロモグリク酸ナトリウム（DSCG）は有効性が確認されている．
- 運動前のウォーミングアップや短時間作用性 β_2 刺激薬（SABA）の使用が EIA の予防に有効である．
- 世界アンチ・ドーピング規定（World Anti-Doping Code）の 2024 禁止表国際基準[*1] では，ICS は保険適用内で使用する場合は禁止されていないが，全身性ステロイド薬の経口投与および静脈投与は禁止されている．同基準では，β_2 刺激薬はサルブタモール，ホルモテロール，サルメテロール，ビランテロールは認められているが，それ以外は禁止されている．喘息に適応があり使用が認められている吸入薬を表 5-13 に示す．これら以外を用いる場合には，事前に治療使用特例（Therapeutic Use Exemptions, TUE）として申請が必要．
- ドーピングに関する諸問題（TUE 申請方法，申請すべき競技会情報など）に関しては，日本アンチ・ドーピング機構の Web サイト[*1] を利用することが望ましい．

＊1：https://www.playtruejapan.org/

表 5-13 世界アンチ・ドーピング規定の 2024 禁止表国際基準で使用が認められている喘息適応のある吸入薬

吸入薬	商品名
ICS	フルタイド，アニュイティ，パルミコート，オルベスコ，キュバール，アズマネックス
LABA	セレベント
ICS＋LABA	レルベア，アドエア，シムビコート，フルティフォーム
ICS＋LABA＋LAMA	テリルジー
LAMA	スピリーバ
SABA	サルタノールインヘラー

ICS：inhaled corticosteroid（吸入ステロイド薬）
LABA：long-acting β_2-agonist（長時間作用性 β_2 刺激薬）
LAMA：long-acting muscarinic antagonist（長時間作用性抗コリン薬）
SABA：short-acting β_2-agonist（短時間作用性 β_2 刺激薬）

5-8 妊婦の喘息

- 妊娠中に喘息コントロール状態が，約3分の1で悪化し，3分の1で改善し，残り3分の1では変わらないとされている[1].
- 妊娠中の喘息患者の約23%が増悪を経験するとされており，特に妊娠中期に多い[2].
- 喘息のコントロール不良や増悪は，母体の子癇前症や，胎児の低酸素血症を引き起こしやすく，早産や低出生体重児，先天異常の発生率が高くなることが報告されている[3].
- 妊娠中における喘息増悪やコントロール不良は，妊娠による身体的またはホルモン変化，ウイルス性呼吸器感染症への抵抗性の変化，あるいは母親や医師の懸念による喘息薬の中止や減量が原因である可能性がある.
- 妊娠中の喘息増悪の危険因子は，重症喘息，経産婦，多胎妊娠，うつ病・不安障害，現在の喫煙，年齢>35歳，肥満などある[4].
- 妊娠中の喘息治療は非常に重要である．妊娠中または妊娠を計画している女性には，その重要性を十分に説明し，治療を継続することを推奨する．そのため，妊婦への安全性が明確に証明されていない場合でも，症状コントロールや増悪予防のために薬剤を使用することは正当化される.
- 通常用量のICSやβ_2刺激薬の使用は，胎児異常の発生率の増加と関連しない．特に，ブデソニドとベクロメタゾンは妊娠中の安全性データが多く，使用が優先される．ただし，妊娠前に特定のICSで症状がコントロールされていた場合は，妊娠中もその薬剤の使用を続けることが可能である（表5-14）.
- 妊娠前，妊娠中にコントロールされていた場合も，ステップダウンは慎重に行う必要がある.
- 妊娠中の母親の喘息がコントロール不良の場合，子供の喘息の発症リスクを増加することが確認されている[5].この結果は，妊娠中にコントロール良好を維持することが，特定の小児喘息の発症予防において重要である可能性があることを示唆している.
- 喘息治療薬なしで喘息がコントロール良好であり，過去に喘息の悪化の既往がない妊婦は，妊娠中に喘息が悪化するリスクが低いことが示されているが[6]，そのような妊婦においても慎重な経過観察を行うことが望ましい.
- 重症喘息の妊婦において，妊娠中の生物学的製剤の使用に関するエビデンスはほとんどないが，妊娠中に抗IgE抗体オマリズマブを投与された場合に，重大な先天奇形のリスクは観察されなかったとする報告がある[7].妊娠中の生物学的製剤使用の潜在的なリスクと，喘息コントロール不良によって引き起こされる自分自身や子供へのリスクとのバランスについて患者との十分な相談が必要である.
- 妊婦の喘息患者が増悪している間，胎児の低酸素症を避けるためには，SABAおよび酸素投与，全身性ステロイド薬投与により，妊娠中の急性喘息増悪を積極的に

管理することは重要である.

● 妊娠中は, 呼吸器感染症に対する適切な予防策が必要である.

● 分娩中は, 通常の長期管理薬を使用し, 必要に応じて発作治療薬も服用する必要がある. 分娩中に増悪が起こることは稀であるが, 分娩中の過換気によって気管支攣縮が誘発される可能性があるため, SABA での管理が必要になる場合もある.

● 新生児低血糖は, 出産前 48 時間以内に高用量に β_2 刺激薬が使用された場合, 特に早産児でみられることがある. 分娩中に高用量に SABA が投与された場合は, 乳児の血糖値をモニターすることを考慮する（特に最初の 24 時間）[8].

表 5-14　妊娠中あるいは妊娠の可能性が高い喘息患者における喘息治療薬

推奨度[*1]	喘息治療薬[*2]
安全に使用できる	ブデソニド, サルブタモール
ほぼ安全に使用できる	ベクロメタゾン, フルチカゾン, ホルモテロール, サルメテロール, オマリズマブ
おそらく安全に使用できる	上記以外の ICS, 上記以外の LABA, LAMA, メポリズマブ, ベンラリズマブ, デュピルマブ, 全身性ステロイド薬, プランルカスト, モンテルカスト

*1：推奨度は, 添付文書及び FDA 薬剤胎児危険度分類基準, TGA（Therapeutic Goods Administration, オーストラリア政府医薬品評価委員会）基準, ERS/TRANZ（European Respiratory Society/Thoracic Society of Australia and New Zealand statement）などから総合的に評価して作成した[9].
*2：患者への説明にあたっては添付文書も参考にすること.

1) Gluck JC, et al. The effect of pregnancy on the course of asthma. *Immunol Allergy Clin North Am*. 2006; 26: 63-80.

2) Jølving LR, et al. Prevalence of maternal chronic diseases during pregnancy - a nationwide population based study from 1989 to 2013. *Acta Obstet Gynecol Scand*. 2016; 95: 1295-1304.

3) Demissie K, et al. Infant and maternal outcomes in the pregnancies of asthmatic women. *Am J Respir Crit Care Med*. 1998; 158: 1091-5.

4) Robijn AL, et al. Risk factors for asthma exacerbations during pregnancy: a systematic review and meta-analysis *Eur Respir Rev*. 2022; 31: 220039.

5) Liu X, et al. Maternal asthma severity and control during pregnancy and risk of offspring asthma. *J Allergy Clin Immunol*. 2018; 141: 886-892.e3.

6) Ali Z, et al. Determinants of low risk of asthma exacerbation during pregnancy. *Clin Exp Allergy*. 2018; 48: 23-8.

7) Namazy J, et al. The Xolair Pregnancy Registry (EXPECT): the safety of omalizumab use during pregnancy. *J Allergy Clin Immunol*. 2015; 135: 407-12.

8) Nelson-Piercy C. Asthma in pregnancy. *Thorax*. 2001; 56: 325-8.

9) Middleton PG, et al. ERS/TSANZ Task Force Statement on the management of reproduction and pregnancy in women with airways diseases. *Eur Respir J*. 2020; 55: 1901208.

5-9　高齢者喘息

- 2022 年の喘息総死亡者数に占める 65 歳以上の割合は 90.5％を占め，高齢者喘息の対策が重要である[1]．病態解明以前からの長期罹患者の割合も高く難治例が存在する．
- 病態は成人喘息と同様に好酸球優位の慢性気道炎症であり治療も共通であるが，COPD，心不全，胃食道逆流症（GERD）などの合併症・併存症を的確に診断する．
- 症状の訴えに乏しい場合もあるため，常に副作用の出現に留意が必要である（**表 5-15**）．
- 吸入指導においては，呼吸機能，記銘力，手指筋力，触覚，聴力の低下などを想定したデバイスの選択，指導が必要である．
- 吸入デバイス選択時には，必要となる吸気流速が得られているかを練習器で確認してから処方する．
- pMDI で同調できない症例には，スペーサーを装着する．
- 患者の理解が乏しい場合は，繰り返し吸入指導をする．それでも困難な場合は，キーパーソンに指導をする．
- 喘息増悪のリスクとなるウイルス感染を減らすためにワクチンを積極的に接種する（5-12「喘息とウイルス感染」参照）．
- 喘息コントロールを良好に保つことで，運動療法を可能にし，サルコペニア，フレイルを予防する．

1) e-Stat　政府統計の総合窓口（2024 年 2 月 21 日アクセス）表 5-15　死因（死因年次推移分類）別にみた性・年齢（5 歳階級）・年次別死亡数及び死亡率（人口 10 万対）．
https://www.e-stat.go.jp/stat-search/database?statdisp_id=0003411659

表 5-15　高齢者喘息治療における留意事項

薬剤	副作用	定期的な観察項目，留意事項
吸入ステロイド薬 （FP 800 μg/日相当以上） 経口ステロイド薬	口腔内カンジダ症 骨粗鬆症，骨折 糖代謝 高血圧症 白内障 消化性潰瘍 免疫低下	口腔内の観察 骨塩量測定 血糖測定 血圧測定 眼科での定期検査 消化器症状の観察 感染症の観察
長時間作用性β_2刺激薬 短時間作用性β_2刺激薬	振戦 頻脈・不整脈・狭心症	手指振戦の観察 心拍数・心電図
長時間作用性抗コリン薬	口渇 緑内障 排尿困難・尿閉	症状の観察 眼科での定期検査 閉塞隅角緑内障の場合は禁忌（開放隅角緑内障の場合は使用可能） 排尿症状の問診，前立腺肥大症の治療．排尿困難・尿閉を呈していなければ使用可能
ロイコトリエン受容体拮抗薬	蕁麻疹，胃部不快感	症状の観察
抗アレルギー薬	中枢神経抑制症状 口渇 胃部不快感 下痢	症状の観察 クリアランスが低下しているため常用量の連用でも過剰投与となる場合がある
テオフィリン薬	頭痛 嘔気・嘔吐	症状の観察 テオフィリン血中濃度が上昇しやすいため血中濃度 5～10 μg/mL を目標とする
生物学的製剤	特記事項なし	特記事項なし

5-10　思春期喘息・移行期医療

1）思春期喘息

● 小児期発症の喘息児で思春期・青年期までに寛解する児は約 30～40％と考えられ，重症喘息児では寛解率は低下する．思春期後期になっても薬物治療が必要な場合には，以後も長期に治療の継続が必要となる可能性が高い．

● 男女比は，思春期前は男児が多いが，15 歳過ぎから同程度，25 歳以降は女児が多くなる．本邦の 7～15 歳を対象にした調査では，肥満の女児に喘息が有意に多い．

● 思春期以降は呼吸機能が生理的に低下するが，喘息ではさらに低下する例があり，また，症状が消失しても気道過敏性亢進が残存し得る．

● 思春期喘息では，治療の主導権が保護者から本人に移り，病態や治療の知識不足，生活習慣の変化，心理・社会的ストレス，医療者とのコミュニケーション不良などにより，アドヒアランスの低下や受診回数の低下・中断を来す可能性がある．

2）移行期医療

- 喘息は必要に応じて長期的なフォローによるコントロールが望ましく，保護者や小児科医のもとで行われる保護的な小児期医療から，患者による自律的な医療である成人期医療への移行がスムーズに行えるかどうかが重要である．

- 移行期医療は，図5-4に示すように患者の年齢や成熟度に応じて，患者自身に自立性や喘息に対する理解度を上げていく働きかけを行う必要がある．

- 心理的要因を抱える児や知的能力障害，自閉スペクトラム症，注意欠如・多動症などを合併する喘息児の中には成人診療科への移行がスムーズに進められない例もあり，小児科医と成人診療科の医師は小児科での治療継続や併診など個々の症例について密接に協議する必要がある．

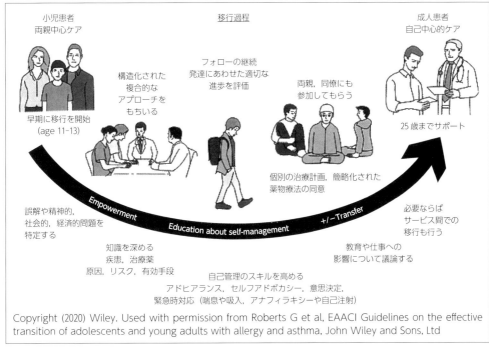

Copyright (2020) Wiley. Used with permission from Roberts G et al, EAACI Guidelines on the effective transition of adolescents and young adults with allergy and asthma, John Wiley and Sons, Ltd

図5-4　移行期医療　～アレルギー疾患を持つ11～25歳の患者を移行させるアプローチ～[1]

1) Roberts G, et al. EAACI Guidelines on the effective transition of adolescents and young adults with allergy and asthma. *Allergy*. 2020; 75: 2734-52.

5-11 周術期管理

1）術前管理

- 待機手術では治療の変更が可能なように，少なくとも手術の1週間前までに喘息のコントロール状態，重症度を評価する．

- 術前診察にて，喘鳴の有無，現在の治療内容，SABAの吸入頻度，救急受診，入院，気管挿管歴の有無，経口ステロイド薬の使用状況，喘息発症後のNSAIDs使用歴，ラテックスアレルギーの有無を確認する．

- ACTなどの質問表で評価した喘息コントロールが不十分な場合は中用量ICS/LABA，さらにLAMA，LTRAの追加，ICS増量を行う．

- FEV_1 を「予測値あるいは自己最良値の80％以上」まで改善しておく．

- 術前6か月以内に全身性ステロイド薬を2週間以上投与した患者に対しては，副腎不全のリスクも考慮して，術前にヒドロコルチゾン100 mg，術中はヒドロコルチゾン100 mgを8時間ごとに投与し，術後24時間以内に投与間隔を長くして減量，そして中止する．

- コントロール不良や増悪がある場合は，上記の長期管理薬の増量に加えて，経口ステロイド薬を短期間投与する（プレドニゾロン換算0.5 mg/kg/日，1週間以内）．増悪の改善が認められるまで，原則的には手術は延期すべきである．

- コントロール不十分でも緊急手術を要する場合は，成人では挿管前からメチルプレドニゾロン40〜125 mgまたはヒドロコルチゾン200〜500 mgの点滴，サルブタモール（0.5％吸入液）0.3〜0.5 mLを生理食塩水で希釈しネブライザー吸入を行う．NSAIDs過敏喘息が否定できない場合には，ステロイド薬を点滴静注する場合にはデカドロン，リンデロン，水溶性ハイドロコートンなど（いずれも商品名）を1〜2時間かけて点滴する．

2）術中管理

(1) 麻酔に使用される薬剤：

- 吸入麻酔薬：セボフルラン

- 静脈麻酔薬（鎮静薬）：プロポフォール（気管支攣縮の報告があり），ミダゾラム，ケタミン（気道分泌を増加させるのでアトロピンを適宜使用する），デクスメデトミジン（局所麻酔下手術の鎮静や術後の人工呼吸管理に有用）

- 麻薬性鎮痛薬：レミフェンタニル

- リドカイン：挿管時の咳反射抑制目的（1〜1.5 mg/kg 静注）

- 筋弛緩薬・拮抗薬：ロクロニウム（気管支攣縮の報告あり），拮抗薬のスガマデクス（アナフィラキシーに注意する）

(2) 急性増悪（発作）への対応：PGAMに準ずる治療のほか，セボフルランの濃度

を上げて麻酔を深くし，I：E比を延長させるなど呼吸モードを工夫する.

3）術後管理

- 気管内吸引は深麻酔下で行う．完全覚醒を確認後に抜管する.
- NSAIDs 過敏喘息（アスピリン喘息）が否定できない場合には，術後の鎮痛に NSAIDs を使用してはならない.
- モルヒネはヒスタミン遊離による気管支収縮を惹起する可能性があるため，他のオピオイドと同様に，使用する場合には慎重に投与する.
- レミフェンタニル，ヒドロモルフォンはヒスタミン遊離作用が少ない.

5-12　喘息とウイルス感染

- 感染が気道上皮を介したさまざまな炎症経路の起点となり，喘息病態の発症や増悪に関与すると考えられる呼吸器系ウイルスにはヒトライノウイルス（human rhinovirus, HRV），RS ウイルス（respiratory syncytial virus, RSV），インフルエンザウイルス（influenza virus, IFV），ヒトパラインフルエンザウイルス（human parainfluenza virus, hPIV），ヒトメタニューモウイルス（human metapneumovirus, hMPV），ヒトボカウイルス（human bocavirus, hBoV），新型コロナウイルス（severe acute respiratory syndrome coronavirus 2, SARS-CoV-2）などが知られている[1].

【ウイルス感染と喘息発症】

- 喘息素因のある乳幼児の呼吸器系ウイルス感染（RSV，HRV）は，小児期後半から若年成人期の喘息発症リスクを増大する[2].

【ウイルス感染と喘息増悪】

- 喘息患者では気道の慢性炎症による上皮の損傷，IFN 反応の低下，ウイルス感染時の上皮サイトカイン産生によりタイプ 2 炎症が増悪しやすく，気道リモデリングも来しやすい[3].
- 呼吸器ウイルス感染は小児の喘息増悪の約 80％，成人の喘息増悪の約 50％の原因となっている[4].
- 増悪の原因となるウイルスの頻度は HRV が成人では小児に比較して減少するものの最多であり，その他に RSV，hBoV，hMPV などがある[5,6].

【喘息と SARS-CoV-2】

- 良好にコントロールされている喘息患者が COVID-19 に感染するリスクは高くなく，感染しても一般集団と比較して合併症や死亡のリスクが高くなることはない[7].
- タイプ 2 喘息では，IL-13 活性や ICS 治療による ACE-2 発現低下，IL-5 活性による好酸球顆粒の RNase 活性，マスト細胞の抗ウイルス作用などのため，SARS-CoV-2 感染のリスクが高いとはいえない[8].
- 低タイプ 2 喘息では肥満や 2 型糖尿病などの生活習慣病の合併症が多く，Th1 炎

1 喘息の概念
2 喘息の診断
3 検査・管理
4 治療
5 合併症
6 吸入療法など
7 小児の喘息
8 その他

症が優位となりやすく，COVID-19 重症化のリスクとなり得る[9]．

● ICS や生物学的製剤を含む喘息治療薬は COVID-19 のリスクを増加させず，COVID-19 ワクチン接種に対する免疫反応に影響を与えない[10]．

● 重症喘息患者では非喘息患者に比べて COVID-19 に罹患した際の重症度が高く，入院リスクが上昇する[11]．

● 喘息患者は健常人と比較して急性 COVID-19 後遺症のリスクが高い可能性がある．

● 生物学的製剤投与中には SARS-CoV-2 ワクチンの接種は生物学的製剤投与後 24 時間以上空けて行うことが推奨される．

【ウイルス感染予防】

● インフルエンザワクチン接種は喘息増悪のリスクを減少させる可能性がある．

● 抗 RS ウイルスヒト化モノクローナル抗体製剤を使用した健常早産児では喘鳴の発症率が低下したが 6 年後の喘息罹患率には影響しなかった[12]．

● 喘息患者では帯状疱疹（herpes zoster, HZ）感染リスクが 24％上昇する[13]．

● ICS の使用が HZ 発症リスクを増加させる．

● 喘息や COPD 患者では HZ やその合併症のリスクが高く，HZ ワクチン接種が有益である可能性を示唆している[14]．

● 高齢者では RS ウイルス感染が喘息の増悪を来す可能性があり，RS ウイルスワクチン接種が有益かもしれない．

【ウイルス感染による喘息発症と喘息増悪の予防】

● 抗 IgE 抗体オマリズマブによる通年治療により喘息増悪の季節的ピークが消失し，そのほとんどは HRV 感染と関連していた．IgE の中和が抗ウイルス応答を改善することが示唆される．

● マクロライド系抗菌薬の抗炎症や抗ウイルス作用，腸内細菌叢の改善，免疫賦活療法などは，喘息におけるウイルスの悪影響を予防できる可能性がある．

1) Ruuskanen O, et al. Viral pneumonia. *Lancet*. 2011; 377: 1264-75.
2) Rantala AK, et al. Early Respiratory Infections and the Development of Asthma in the First 27 Years of Life. *Am J Epidemiol*. 2015; 182: 615-23.
3) Edwards MR, et al. Viral infections in allergy and immunology: How allergic inflammation influences viral infections and illness? *J Allergy Clin Immunol*. 2017; 140: 909-20.
4) Bakakos A, et al. Epidemiology and Immunopathogenesis of Virus Associated Asthma Exacerbations. *J Asthma Allergy*. 2023: 16: 1025-40.
5) Spector C, et al. Rhinovirus induces airway remodeling: what are the physiological consequences? *Respir Res*. 2023; 24: 238.
6) Farne HA, et al. Rhinovirus induces airway remodeling: what are the physiological consequences? Immune mechanisms of respiratory viral infections in asthma. *Curr Opin Immunol*. 2017; 48; 31-7.
7) Kreger JE, et al. Effects of COVID-19 and Social Distancing on Rhinovirus Infections and Asthma Exacerbations. *Viruses*. 2022; 14: 2340.
8) Shi T, et al. Risk of serious COVID-19 outcomes among adults with asthma in Scotland:

a national incident cohort study. *Lancet Respir Med*. 2022; 10: 347-54.

9) Skevaki C, et al. Asthma-associated risk for COVID-19 development. *J Allergy Clin Immunol*. 2020; 146: 1295-301.

10) Agustí A, et al. Add-on inhaled budesonide in the treatment of hospitalised patients with COVID-19: a randomised clinical trial. *Eur Respir J*. 2022; 59: 2103036.

11) Assaf S, et al. Asthma in the era of COVID-19. *Respir Med*. 2023; 218: 107373.

12) Scheltema NM, et al. Respiratory syncytial virus prevention and asthma in healthy preterm infants: a randomised controlled trial. *Lancet Respir Med*. 2018; 6: 257-64.

13) Marra F, et al. Risk factors for herpes zoster infection: a meta-analysis. *Open Forum Infect Dis*. 2020; 7: ofaa005.

14) Safonova E, et al. Risk factors for herpes zoster: should people with asthma or COPD be vaccinated? *Respir Res*. 2023; 24: 35.

5-13　職業性喘息

● 「職業性喘息」とは，職業に関連して職場の抗原に感作され発症した喘息である．

● 免疫アレルギー機序が関与する「感作物質誘発職業性喘息」と，職場で刺激性の物質を一度に多量に吸入したために発症する「刺激物質誘発職業性喘息」がある．

● もとの喘息が職場環境により悪化する場合は，「作業増悪性喘息」と呼ぶ．

● 成人喘息患者の約 15% が職業性喘息と考えられている．

● 有病率が高い業種は，ペンキ塗り職人などの塗装業（イソシアネート），パン製造業，麺製造業，看護師，化学物質に関わる労働者，動物取扱い業，溶接業，食品加工業，木材加工業などである（**表 5-16**）．

● 原因抗原は，高分子量抗原（主に動物・植物由来）と低分子量抗原（化学物質・金属など）に分けられる．

● 従来は動物・植物由来の高分子量物質が主流であったが，近年は無機物や低分子量物質が増えている．

● リスク因子は，原因物質への高濃度高頻度曝露，アトピー素因，喫煙である．

● 診断において最も重要なことは「疑うこと」，すなわち問診である（**図 5-5**）．

● 治療においては，原因抗原や原因物質の回避が有効である．

● 職業性喘息に特化した治療薬が必ずしもあるわけではないため，原則として，喘息治療の指針に沿った喘息治療を行う．

● 作業環境管理として最も優先すべきことは，診断後早期の抗原吸入曝露の完全回避である．

1 喘息の病態
2 喘息の診断
3 増悪・寛解
4 治療
5 合併症
6 吸入薬など
7 小児の喘息
8 その他

表 5-16　職業性喘息の有病率が高い代表的な職種と原因物質

職　　種	原因物質
高分子量物質（植物性物質，動物性物質など）	
医療従事者（医師，看護師など）	ラテックス
パン製造業，麺製造業	小麦粉，そば粉
実験動物取扱業，獣医，調理師	動物の毛，ふけ，尿タンパク質
クリーニング業，薬剤師，清酒醸造業	酵素洗剤，酵素
低分子量物質（化学物質，薬品など）	
塗装業，ポリウレタン製造業	イソシアネート（TDI，MDI，HDI）
薬剤師，製薬会社従業員	薬剤粉塵
美容師，理容師，毛皮染色業	過硫酸塩，パラフェニレンジアミン
エポキシ樹脂，耐熱性樹脂製造業	無水フタル酸，酸無水物
金属メッキ取扱業，セメント製造，白金酵素センサー製造業	クロム，ニッケル，プラチナ

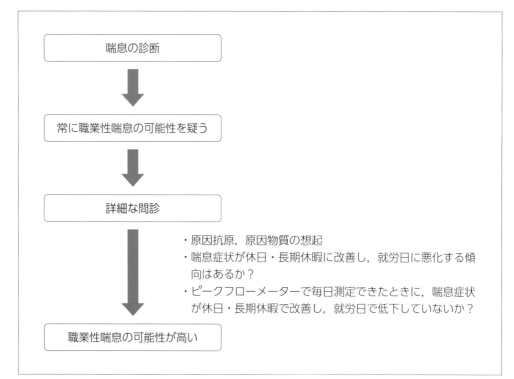

図 5-5　職業性喘息を見逃さないための診断フローチャート

吸入療法など

6-1 　吸入デバイスの種類と特徴 （表6-1）

① pMDI（pressurized metered-dose inhaler）：加圧噴霧式定量吸入器（エアータイプ）

・「噴射と吸入のタイミング（同調）」が理解できる症例に適している.

・同調困難例（小児，高齢者，寝たきりなど）でもスペーサーを用いれば吸入可能.

・使用する製剤により「アルコール臭」が問題となる場合がある.

② SMI（soft mist inhaler）：ソフトミスト吸入器

・噴霧時間が約1.5秒間とゆっくり噴射されるため同調しやすい.

・粒子が小さいため末梢気道まで到達しやすい.

・無臭であるため「アルコール過敏症」にも使用できる.

・薬剤がなくなったらロックされるため適切にデバイスを切り替えられる.

③ DPI（dry powder inhaler）：ドライパウダー製剤定量吸入器

・同調を必要としない.

・吸気流速（そばをすすれる程度）が必要である.

・アルコール臭がないため「アルコール過敏症」にも使用できる.

二次元コード①

下記は『吸入療法エキスパートのためのガイドブック2023』参照

・**吸入デバイス（pMDI・SMI・DPI）一覧表**（p.4参照，二次元コード①）

・**各デバイスの解説・詳細**（p.5～10参照）

・**スペーサー・吸入補助器具・ホイッスル型練習器について**（p.11～13参照）

● 吸入デバイスの選択方法

　・患者背景に合ったデバイスを選択する.

　・DPIのホイッスル型練習器で音が出るか確認をする（図6-1）.

　・練習器で音が出ない場合，正しい操作ができない場合，効果が不十分な場合は，デバイスの変更を検討する.

　・薬剤師の吸入指導報告書も参考にする.

表 6-1　各種デバイスの名称と特徴

	エアータイプ		ドライパウダー
	pMDI	SMI	DPI
操作性	操作手順は単純であり，共通性をもつ	前準備が複雑なので，薬剤師がセットすることが望ましい	多数のデバイスがあり，操作手順が異なる
吸気流速	ゆっくり大きく吸う　吸気が弱い，喘息増悪時にも吸入可能	ゆっくり大きく吸う　吸気が弱くても吸入可能	勢いよく大きく吸う（注：ブリーズヘラーはゆっくり大きく吸う）十分な吸気流速が必要　喘息増悪時には適さない
吸気と噴霧の同調	必要（乳幼児・小児・高齢者はスペーサー併用が望ましい）	噴霧時間が約 1.5 秒間と長いため同調しやすい（スペーサー不要）	不要（スペーサー不要）
高齢者，認知症，廃用性変化など	マスク付スペーサーや介助があれば可能	介助があれば可能	困難な症例もあるので留意する
アルコール臭	製剤により問題となる	無臭	無臭
保存期間	開封後も使用期限まで使用可能	3 か月以内に使用すること	デバイスによっては湿気に弱い
局所副作用	比較的少ない	口渇	比較的多い
残量確認	製剤によっては困難	容易	容易

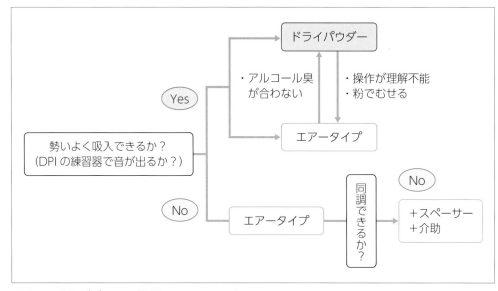

図 6-1　吸入デバイスの選択フローチャート

6-2　吸入指導

1）吸入操作の共通事項

- 背筋を伸ばして十分に息を吐く（DPI は吸入口に息がかからないように吐く）.
- 「ホー吸入」をする．①舌を下げ，②ノドの奥を拡げて，③アゴと吸入器の後ろを少し上げて，吸入器のベクトルを気管方向に向ける.
- pMDI は吸入口を歯で軽く咥えて口角に隙間を作り，隙間から噴射と同時に空気も吸い込む.
- DPI，SMI は，吸入口をしっかり咥えて口角が開かないようにする.
- pMDI，SMI はゆっくり大きく吸入する.
- DPI は勢いよく大きく吸入する（ブリーズヘラーは，ゆっくり大きく吸入する）.
- 口からデバイスを外して約5秒間息止めをする.
- ゆっくり吐く.
- うがいをする（口の中3回，ノドの奥3回ずつ）.
- 夜間の SMART 療法時や乗り物の中など，うがいが不可能な場合は飲水して口腔内・咽頭部を洗い流す.

下記は『吸入療法エキスパートのためのガイドブック 2023』p.14〜16 参照

- **初回吸入指導のポイント（二次元コード②）**
- **2回目以後の吸入指導のポイント**
- **吸入指導の流れ（二次元コード③）**
- **発熱外来での吸入指導**
（『吸入療法エキスパートのためのガイドブック 2023』p.15 参照）

二次元コード②　　二次元コード③

2）吸入指導（再確認・薬剤師との連携）

- 吸入指導は，初回導入時のみではなく，正しい吸入操作を確認できるまで「毎回チェックする」ことが望ましい.
- 喘息増悪時にも，適宜，吸入操作の再確認を行う.
- 吸入指導依頼書・報告書を利用して，薬剤師との連携を密にとる.
（『吸入療法エキスパートのためのガイドブック 2023』p.21 参照，**二次元コード④**）
- 薬剤師は，患者に同意を得た上で文書および練習用吸入器などを用いて指導を行い，保険医療機関に必要な情報を文書により情報提供した場合に吸入薬指導加算として 30 点（3 か月に 1 回のみ）を所定点数に加算できる．ただし，吸入薬指導加算が算定できるのは調剤薬局のみであり，院内薬局では算定できない.

二次元コード④

6-3　吸入時の舌下げ『ホー吸入』について（図6-2）

- ●吸入薬の流入経路の途中には舌があるため，付着すると気道内への到達量が減ってしまう.
- ●吸入時には，①舌を下げ，②ノドの奥を拡げて，③アゴと吸入器の後ろを少し上げて，吸入器のベクトルを気管方向に向ける.「薬の通り道」を広く保つことが望ましい[1~3].
- ●「ホー」と歌うように発音すると，舌が下がり，喉の奥が広がり，口先が閉じるため『ホー吸入』と命名した.

1) Horiguchi T, et al. Determination of the preferred tongue position for optimal inhaler use. *J Allergy Clin Immunol Pract*. 2018; 6: 1039-41.e3.
2) Yoshida T, et al. A comparison of posterior pharyngeal wall areas between different tongue positions during inhalation. *J Allergy Clin Immunol Pract*. 2019; 7: 743-45.e1.
3) Yokoi T, et al. Residual fluticasone in the oral cavity after inhalation with different tongue positions. *J Allergy Clin Immunol Pract*. 2019; 7: 1668-70.

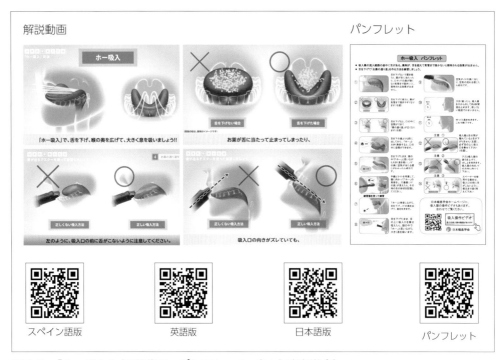

図6-2　『ホー吸入』解説動画・パンフレット（日本喘息学会）

6-4　その他の抗喘息薬（長期管理薬）

- 喘息の重症度とコントロール状態に応じた内服薬を選択する（表6-2）.
- 経口ステロイド薬の長期投与が必要な症例は，専門医への紹介が望ましい.

表6-2　その他の抗喘息薬

	薬剤名	一般名，商品名，用法・用量	効果・特徴・副作用
抗炎症薬	ロイコトリエン受容体拮抗薬	プランルカスト水和物（pranlukast hydrate） **オノン Onon（小野）** 成人：カプセル（112.5 mg）4C/2×N，小児：ドライシロップ（10%　100 mg/g）：1日7 mg/kgを2回分服（朝・夕食後）1日最高用量 10 mg/kg 450 mg/日まで モンテルカストナトリウム（montelukast sodium） **シングレア Singulair（オルガノン）** **キプレス Kipres（杏林）** 成人：錠（10 mg）1T/1×vds，小児：（1〜6歳未満）細粒（4 mg）1包/1×vds，（6〜15歳未満）チュアブル錠（5 mg）1T/1×vds	選択的にロイコトリエン受容体に拮抗し，抗炎症作用，気管支収縮抑制作用を示す. 気道内の炎症を強力に抑え，気管支拡張作用も併せ持つ. 蕁麻疹・胃部不快感など
	抗アレルギー薬（Th2サイトカイン阻害薬）	スプラタストトシル酸塩（suplatast tosilate） **アイピーディ IPD（大鵬）** 成人：カプセル（100 mg）3C/3×N，小児：ドライシロップ　1回3 mg/kgを1日2回，（3〜5歳未満）75 mg/2×N，（5〜11歳未満）150 mg/2×N，（11歳〜）200 mg/2×N	アレルギー体質を改善させる. 効果発現に2週間以上かかるため内服継続が必要である. 胃部不快感・下痢など
	経口ステロイド薬	プレドニゾロン（prednisolone） **プレドニゾロン Prednisolone（各社）** 錠（1 mg，5 mg），散（1%）：1日5〜60 mgを1〜4回分服 ベタメタゾン（betamethasone） **リンデロン Rinderon（塩野義）** 錠（0.5 mg），散（0.1%），シロップ（0.1 mg/mL）成人：1日0.5〜8 mgを1〜4回分服，小児：1日0.15〜4 mgを1〜4回分服	最も強く気道内の炎症を抑える. 各種薬剤で効果不十分な重症持続型に投与する. 骨粗鬆症・糖尿病・易感染性など
気管支拡張薬	長時間作用性交感神経刺激薬	ツロブテロール塩酸塩（tulobuterol hydrochloride） **ホクナリンテープ Hokunalin Tape（ヴィアトリス）** 成人：1回2 mgを1日1回，小児：（0.5〜3歳未満）0.5 mgを1日1回，（3〜9歳未満）1 mgを1日1回，（9歳〜）2 mgを1日1回 プロカテロール塩酸塩水和物（procaterol hydrochloride） **メプチン Meptin（大塚）** 錠（50 μg），ミニ錠（25 μg），シロップ（5 μg/mL），ドライシロップ（50 μg/g）成人：1回50 μgを1日2回，小児：（6歳未満）1回1.25 μg/kgを1日2〜3回，（6歳以上）1回25 μgを1日1〜2回	気道内の炎症を抑える効果はないので，抗炎症薬との併用が必須である. 心悸亢進・振戦・頭痛など 貼付：かぶれ
	テオフィリン製剤	キサンチン誘導体 テオフィリン徐放製剤（theophylline） **テオドール Theodur（田辺三菱）** 錠（100 mg，200 mg：成人のみ）成人：1回200 mgを1日2回（朝・就寝前），1回400 mgを1日1回（就寝前），小児：1回100〜200 mgを1日2回（朝・就寝前） **テオロング Theolong（エーザイ）** 錠（50 mg，100 mg，200 mg：成人のみ）成人：1回200 mgを1日2回（朝・就寝前），小児：1回100〜200 mgを1日2回（朝・就寝前） **ユニフィル Uniphyl（大塚）** 錠（100 mg，200 mg，400 mg）成人：1回400 mgを1日1回（夕食後）高齢者には低用量（例えば200 mg/日）から開始することが望ましい	気管支拡張作用に加え，弱い抗炎症作用も持つ. 血中テオフィリン濃度を定期的に測定する. 心悸亢進・悪心など

1　喘息の病態
2　喘息の診断
3　検査・評価
4　治療
5　合併症
6　吸入療法など
7　小児の喘息
8　その他

1 喘息の病態

2 喘息の診断

3 検査・評価

4 治療

5 合併症

6 吸入療法など

7 小児の喘息

8 その他

7 小児の喘息

7-1 小児の喘息の病態，診断

- 小児喘息の病態は多くが成人と共通しており，タイプ2炎症を主軸とする病因アレルゲンが明確ないわゆる「タイプ2喘息」と，明確でない「低タイプ2喘息」の機序があり，小児喘息の大多数はタイプ2喘息である（第1章図1-1参照）.
- 小児喘息の診断は，まず喘鳴，咳嗽，喀痰，息苦しさなどの呼吸器症状がある場合に喘息を疑い，SABA使用前に喘鳴を有する例ではSABAへの反応が明らかであれば，また喘鳴以外の呼吸器症状を有する例ではSABAへの反応が複数のエピソードで認められれば喘息と診断する．一方，SABAへの反応が認められない例では，長期管理薬を1か月間使用し，SABA使用前に喘鳴を有する例で長期管理薬の効果が認められれば，また喘鳴以外の呼吸器症状を有する例では長期管理薬の効果の再現性が認められれば喘息と診断する（図7-1）.

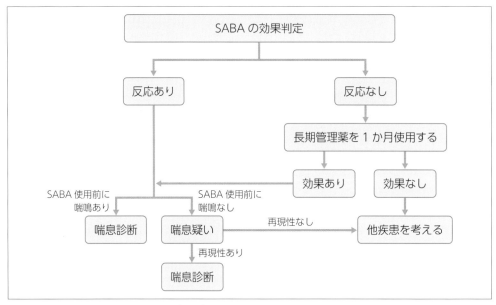

図7-1　小児の喘息の診断アルゴリズム

7-2 小児の喘息コントロールの評価— C-ACT

- 喘息のコントロール状態や管理状態を把握するために「ACT（Asthma Control Test）」などの質問表が日常診療で使用されており，患者のコントロール状態を把握するのに有用である.
- 12歳以上はACT（第3章図3-1），4〜11歳はC（childhood）-ACT（図7-2）を用いる（グラクソ・スミスクライン株式会社の医療従事者向け情報サイト上でもチェックできる）.

https://gskpro.com/ja-jp/disease-info/asthma/support-tools/

- C-ACT スコアは本人 4 項目（0〜3 点），保護者 3 項目（0〜5 点）の 7 項目 27 点満点で，その合計点に応じて，トータルコントロール（27 点），ウェルコントロール（20〜26 点），コントロール不良（20 点未満）と判断する.

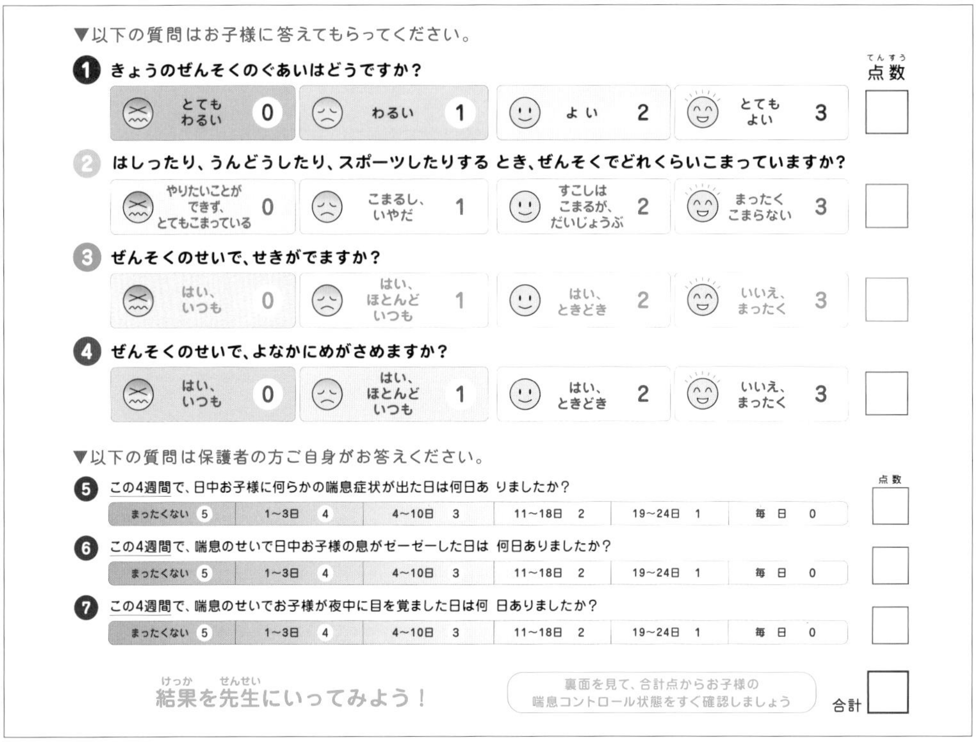

▼以下の質問はお子様に答えてもらってください。

❶ きょうのぜんそくのぐあいはどうですか？ 点数
| とても わるい | 0 | わるい | 1 | よい | 2 | とても よい | 3 |

❷ はしったり、うんどうしたり、スポーツしたりする とき、ぜんそくでどれくらいこまっていますか？
| やりたいことが できず、 とてもこまっている | 0 | こまるし、 いやだ | 1 | すこしは こまるが、 だいじょうぶ | 2 | まったく こまらない | 3 |

❸ ぜんそくのせいで、せきがでますか？
| はい、 いつも | 0 | はい、 ほとんど いつも | 1 | はい、 ときどき | 2 | いいえ、 まったく | 3 |

❹ ぜんそくのせいで、よなかにめがさめますか？
| はい、 いつも | 0 | はい、 ほとんど いつも | 1 | はい、 ときどき | 2 | いいえ、 まったく | 3 |

▼以下の質問は保護者の方ご自身がお答えください。

❺ この 4 週間で、日中お子様に何らかの喘息症状が出た日は何日ありましたか？ 点数
| まったくない | 5 | 1〜3 日 | 4 | 4〜10 日 | 3 | 11〜18 日 | 2 | 19〜24 日 | 1 | 毎 日 | 0 |

❻ この 4 週間で、喘息のせいで日中お子様の息がゼーゼーした日は 何日ありましたか？
| まったくない | 5 | 1〜3 日 | 4 | 4〜10 日 | 3 | 11〜18 日 | 2 | 19〜24 日 | 1 | 毎 日 | 0 |

❼ この 4 週間で、喘息のせいでお子様が夜中に目を覚ました日は何 日ありましたか？
| まったくない | 5 | 1〜3 日 | 4 | 4〜10 日 | 3 | 11〜18 日 | 2 | 19〜24 日 | 1 | 毎 日 | 0 |

結果を先生にいってみよう！　　　裏面を見て、合計点からお子様の 喘息コントロール状態をすぐ確認しましょう　合計

図 7-2　小児喘息コントロールテスト（C-ACT）

7-3　小児喘息の治療

1）長期管理，重症度

- 乳幼児はウイルス性喘鳴が多く，LTRA から開始する（**図 7-3**）.
- 学童はタイプ 2 喘息が多く，ICS から開始する.
- 小児では ICS の用量（低〜高）や重症度の定義が成人と異なる（『小児気管支喘息治療・管理ガイドライン 2023』参照）.
- ICS は成人の低用量以下で開始する（**表 7-1**）. また，小児適応のない製剤があることに注意する.
- 初期治療でコントロール不十分／不良の場合には，ICS と LTRA の併用，ICS（低用量)/LABA への変更，ICS の増量（中用量）のいずれかを行う. なお，ICS（低用量)/LABA は ICS（中用量）単独と同等の効果を示す.
- 上記の治療でもコントロール不良の場合は喘息の専門医へ紹介する.

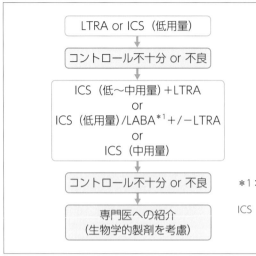

図7-3 小児の喘息治療のフローチャート

表7-1 小児の喘息に適応がある ICS と ICS/LABA（単位：µg/日）

	一般名	主な商品名	ICS 低用量	ICS 中用量	ICS 高用量
ICS	FP	フルタイド	~100	~200	~400*1
	BDP	キュバール			
	CIC	オルベスコ			
	BUD	パルミコート	~200	~400	~800
	BIS		~250	~500	~1,000
ICS/LABA	FP/SLM（SFC）	アドエア*2	100/50	200/100	400~500/100*1
	FP/FM（FFC）	フルティフォーム*3	100/10*4	200/20	400~500/20*1
	FF/VI（FVC）	レルベア（50/25）*5	50/25*5		用量設定なし
		レルベア（100/25）*6	100/25*6		用量設定なし

*1：小児への保険適用範囲を超える，*2：生後8か月以上，*3：5歳以上，*4：エビデンスなし，*5：5歳以上～12歳未満，*6：12歳以上
FP：fluticasone propionate（フルチカゾンプロピオン酸エステル），BDP：beclomethasone dipropionate（ベクロメタゾンプロピオン酸エステル），CIC：ciclesonide（シクレソニド），BUD：budesonide（ブデソニド），BIS：budesonide inhalation suspension（ブデソニド吸入懸濁液），SFC：FP/salmeterol xinafoate（フルチカゾンプロピオン酸エステル・サルメテロールキシナホ酸塩），FFC：FP/formoterol fumarate hydrate（フルチカゾンプロピオン酸エステル・ホルモテロールフマル酸塩水和物配合剤），FVC：fluticasone furoate/vilanterol trifenatate（フルチカゾンフランカルボン酸エステル／ビランテロールトリフェニル酢酸塩）

- 小児の重症喘息には生物学的製剤の導入を考慮する（**表7-2**）.
- 入念な経過観察をせずに治療薬の減量を行うべきではない.

2）急性増悪（発作）への対応

- 小児喘息の急性増悪，中発作（咳嗽や軽度の喘鳴に加え，呼気延長や呼吸困難を伴い，日常生活に影響がある程度）の第一選択薬は吸入 β_2 刺激薬である（**図7-4**）.

表7-2 小児の喘息における生物学的製剤の用法・用量

	抗IgE抗体	抗IL-5抗体	抗IL-5Rα鎖抗体	抗IL-4Rα鎖抗体	抗TSLP抗体
一般名	オマリズマブ	メポリズマブ	ベンラリズマブ	デュピルマブ	テゼペルマブ
対象年齢	6歳以上	6歳以上	6歳以上	12歳以上	12歳以上
商品名	ゾレア	ヌーカラ	ファセンラ	デュピクセント	テゼスパイア
用法用量	体重,血清総IgE濃度に応じて変化(1回75〜600 mg),2〜4週間毎に皮下注射	6歳以上12歳未満:1回40 mg,12歳以上:1回100 mg,4週間毎に皮下注射	体重35 kg未満の6歳以上12歳未満:1回10 mg,12歳以上および体重35 kg以上の6歳以上12歳未満:1回30 mg.初回,4週後,8週後に皮下注射,それ以降は8週間隔で皮下注射	初回600 mg,2回目以降300 mgを2週間毎に皮下注射	1回210 mg,4週毎に皮下注射
自己注射	プレフィルドシリンジ	プレフィルドシリンジ,オートインジェクター	不可	プレフィルドシリンジ,オートインジェクター	プレフィルドシリンジ,オートインジェクター
他の適応疾患	12歳以上:季節性アレルギー性鼻炎,特発性の慢性蕁麻疹	15歳以上:好酸球性多発血管炎性肉芽腫症	なし	生後6か月以上:アトピー性皮膚炎,15歳以上:特発性の慢性蕁麻疹,鼻茸を伴う慢性副鼻腔炎,結節性痒疹	なし

- β_2刺激薬を20〜30分毎に3回吸入しても不変あるいは悪化する場合は入院加療とする.
- 乳幼児・学童におけるネブライザーの吸入は「生食2 mL＋プロカテロール0.3 mL」とする(COVID-19などの流行時のネブライザー使用時は十分な換気が必須).
- 入院治療の適応は,①大発作,②外来治療で反応が悪い場合,③2歳未満の中発作以上の増悪でβ_2刺激薬の反応が悪い場合,などである.

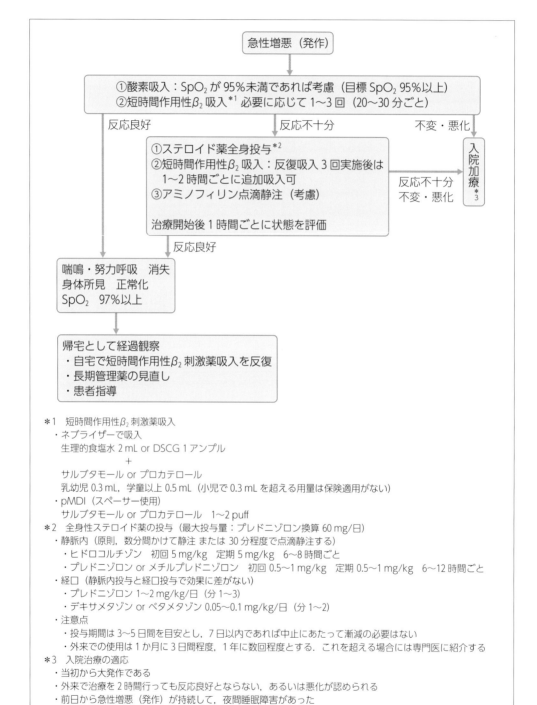

1 喘息の病態

2 喘息の診断

3 検査・評価

4 治療

5 合併症

6 吸入療法など

7 小児の喘息

8 その他

*1 短時間作用性β₂刺激薬吸入
・ネブライザーで吸入
　生理的食塩水 2 mL or DSCG 1 アンプル
　　　　　　　　　　＋
　サルブタモール or プロカテロール
　乳幼児 0.3 mL，学童以上 0.5 mL（小児で 0.3 mL を超える用量は保険適用がない）
・pMDI（スペーサー使用）
　サルブタモール or プロカテロール　1〜2 puff
*2 全身性ステロイド薬の投与（最大投与量：プレドニゾロン換算 60 mg/日）
・静脈内（原則，数分間かけて静注 または 30 分程度で点滴静注する）
　・ヒドロコルチゾン　初回 5 mg/kg　定期 5 mg/kg　6〜8 時間ごと
　・プレドニゾロン or メチルプレドニゾロン　初回 0.5〜1 mg/kg　定期 0.5〜1 mg/kg　6〜12 時間ごと
・経口（静脈内投与と経口投与で効果に差がない）
　・プレドニゾロン 1〜2 mg/kg/日（分 1〜3）
　・デキサメタゾン or ベタメタゾン 0.05〜0.1 mg/kg/日（分 1〜2）
・注意点
　・投与期間は 3〜5 日間を目安とし，7 日以内であれば中止にあたって漸減の必要はない
　・外来での使用は 1 か月に 3 日間程度，1 年に数回程度とする．これを超える場合には専門医に紹介する
*3 入院治療の適応
・当初から大発作である
・外来で治療を 2 時間行っても反応良好とならない，あるいは悪化が認められる
・前日から急性増悪（発作）が持続して，夜間睡眠障害があった
・すでに家庭でβ刺激薬の吸入や内服を繰り返している
・重篤な急性増悪（発作）の既往歴がある
・肺炎，無気肺，縦隔気腫，皮下気腫などの合併症がある
・2 歳未満の中発作以上で短時間作用性β₂吸入に対する反応が良好でない

参考：小児気管支喘息治療・管理ガイドライン 2023

図 7-4　小児喘息の急性増悪（発作）時の医療機関での対応

その他

8-1　喘息患者で使用を注意すべき薬剤 (表8-1)

- 過去に喘息を悪化させた薬剤は原則的に使用を避ける．β遮断薬（βブロッカー）や非ステロイド性抗炎症薬（NSAIDs）は高頻度に喘息を悪化させる．
- βブロッカーの使用は基本的には避ける．ただし，喘息コントロールが良好かつβブロッカーの有用性が喘息悪化のリスクより著しく高い場合は使用を考慮する．使用する際には，β_1選択性の高い薬剤を使用する．
- NSAIDs は喘息を悪化させ得る．NSAIDs 過敏喘息（アスピリン喘息）の患者には禁忌，それ以外の喘息患者に対しては，COX-2 の選択性の高いセレコキシブ（商品名：セレコックス）か塩基性 NSAIDs のチアラミド（商品名：ソランタール）を慎重に投与する．
- 稀に，コハク酸エステルを持つステロイド注射薬が喘息を悪化させる可能性がある．特に NSAIDs 過敏喘息（アスピリン喘息）の患者に多い．
- 喘息患者では，造影剤による重篤な副作用の発現率が喘息のない患者と比較して約10 倍高い．特に，コントロール不良の患者，NSAIDs 過敏喘息（アスピリン喘息）の患者において副作用の発現率が高くなる．
http://www.radiology.jp/member_info/safty/20181115.html
- 喘息治療薬や静注用ステロイド薬などの一部に乳糖が含まれており，非常に感受性の高い牛乳アレルギー患者では注意が必要である．

表8-1　喘息患者で使用を注意すべき薬剤

分　類	位置づけ	一般名（商品名）
βブロッカー（内服）	禁忌	カルテオロール（ミケラン），ピンドロール（カルビスケン），プロプラノロール（インデラル）など
	慎重投与	アテノロール（テノーミン），セリプロロール（セレクトール），メトプロロール（ロプレソール），ビソプロロール（メインテート）など
βブロッカー（点眼）	禁忌	カルテオロール（ミケラン），ニプラジロール（ハイパジール），レボブノロール（ミロル），チモロール（チモプトール）など
	慎重投与	ベタキソロール（ベトプティック）
非ステロイド性抗炎症薬（NSAIDs）	禁忌/慎重投与[*1]	アスピリン（バファリン），イブプロフェン（ブルフェン），ジクロフェナクナトリウム（ボルタレン），メフェナム酸（ポンタール），ロキソプロフェンナトリウム（ロキソニン）など
コハク酸エステル結合を有するステロイド		ヒドロコルチゾン（サクシゾン，ソル・コーテフ），プレドニゾロン（水溶性プレドニン），メチルプレドニゾロン（ソル・メドロール）

*1：NSAIDs 過敏喘息（アスピリン喘息）患者に対しては禁忌．それ以外の喘息患者には慎重投与

1 喘息の病態

2 喘息の診断

3 検査・評価

4 治療

5 合併症

6 吸入療法など

7 小児の喘息

8 その他

8-2　専門医へ紹介するタイミング

- 専門医へ紹介するタイミングは①初期治療に反応がないために診断が困難な場合，②喘息の長期管理中に重症に対する治療を行っても良好な喘息コントロールが得られない場合，③喘息症状の増悪の繰り返しや重篤な急性増悪（発作）が起こった場合である（表8-2）．

- 自院にて呼吸機能検査やFeNO測定ができない場合もコントロール状態の客観的評価のために長期管理中に一度は紹介することが推奨される．

- 喘息を疑う症状があり，初期治療として中用量ICS/LABA配合剤にLAMAやLTRAを使用しても全く臨床効果が得られない場合は，胸部X線に明らかな異常がなくても，気管支結核や気管（支）癌などの重篤な疾患の場合があるので専門医に紹介すべきである．

- 高用量ICS/LABAによる治療を行ってもコントロール不十分や不良の場合は，専門医で診断，合併症の診断治療，増悪因子回避の指導，服薬アドヒアランスの確認が必須であり，必要に応じて生物学的製剤の適応となる．

- 増悪のために全身性ステロイド薬の使用が年に4回以上になると，骨粗鬆症，骨折，2型糖尿病，肥満，高血圧などの発症リスクが高まり[1,2]，経口ステロイド薬を常用すると死亡率も高くなる[3]．全身性ステロイド薬が必要となるような増悪が年2回以上ある場合は専門医に紹介すべきである．

- 急性増悪（発作）で「$SpO_2 \leq 93\%$」の場合は，急性増悪（発作）の治療を行っても入院となる可能性が高いので，専門医に紹介すべきである．

表8-2　専門医へ紹介するタイミング

初期治療の場合	・中用量ICS/LABAを開始して2週間以上経過しても治療に反応が認められない場合．
治療経過中の場合	・高用量ICS/LABAでもコントロール不十分・不良の場合． ・全身性ステロイド薬が必要となるような増悪が年2回以上ある場合． ・急性増悪で「$SpO_2 \leq 93\%$」の場合． ・自院で呼吸機能検査（気道過敏性，気道可逆性試験）やFeNO測定ができない場合も長期管理中に一度は紹介することが推奨される．

1) Sullivan PW, et al. Oral corticosteroid exposure and adverse effects in asthmatic patients. *J Allergy Clin Immunol*. 2018; 141: 110-116.e7.
2) Price DB, et al. Adverse outcomes from initiation of systemic corticosteroids for asthma: long-term observational study. *J Asthma Allergy*. 2018; 11: 193-204.
3) Ekström M, et al. Oral corticosteroid use, morbidity and mortality in asthma: A nationwide prospective cohort study in Sweden. *Allergy*. 2019; 74: 2181-2190.

8-3　専門医紹介時のひな型

- 専門医への紹介は，「喘息の診断」を確定し，「良好な喘息コントロールが得られる治療」を確立するためである[*].
- 紹介目的を明確化する．①喘息のコントロール：長期管理コントロール・急性増悪対応，②喘息の診断：本当に喘息か？　③喘息病態の評価：諸検査の依頼，④合併症の診断：管理など．
- 特に，全身性ステロイド薬の投与を必要とするような増悪がある場合には専門医への紹介を検討すべきである．
- 検査・診断：喘息病態評価のための呼吸機能検査，気管支癌・気管支結核など他の重篤な疾患の除外などが検討項目となる．
- 治療：長期管理の最適化，吸入指導，生物学的製剤の導入などが検討項目となる．
- 合併症の診断・管理も重要項目である．
- その際，診療情報として**表 8-3** に示す項目について可能な限り記載する．

表 8-3　診療情報記載事項（◎は必須項目）

◎紹介目的 　　喘息コントロール：長期管理コント 　　ロール・急性増悪対応 　　喘息の診断：本当に喘息か？ 　　喘息病態評価のための諸検査依頼 　　合併症の診断・管理 ◎年齢・性別・BMI（身長・体重） ◎職業：職務内容を記載 ◎喘息診断あるいは疑いの経緯と経過 　　発症年齢・罹病期間も記載 ◎長期管理治療内容 　　薬剤名，投与量・期間，治療効果 ◎増悪治療薬使用頻度 　　経口ステロイド薬使用頻度 　　点滴静注ステロイド薬使用頻度 　　SABA 使用頻度 ◎増悪時治療内容と反応性 　　薬剤名・投与量・投与期間と反応性	◎喫煙歴：○歳から 1 日○本・○年 　　禁煙していれば禁煙後○年 　　喫煙歴なし：受動喫煙の有無 　　を確認 ◎ペット飼育の有無：あればペットの種類 ○鼻炎・副鼻腔炎の有無 ○他のアレルギー疾患の有無：あれば病名 ○ NSAIDs 過敏症の有無：NSAIDs 過敏 　　喘息（アスピリン喘息）の有無 ○緑内障の有無：あれば開放型か閉塞型か ○その他の併存症の有無 ○末梢血好酸球数（治療前・治療経過） ○ FeNO 値（治療前・治療経過） ○スパイロメトリー値（治療前・治療経過） ○アレルギー検査値

[*]：専門医への紹介により，呼吸機能検査・気道炎症の評価など，的確な喘息病態モニタリングがなされ，喘息増悪が減少することが報告されている[1]．紹介状によって，非専門医と専門医の連携体制が強化される．正しい診断や治療管理が患者の QoL を左右するため，迷う場合には専門医への紹介が推奨される．

1) Hozawa S, et al. A retrospective claims database study to clarify treatment reality of asthma patients before and after referral to a specialist. *J Asthma Allergy*. 2024; 17: 9-19.

1 喘息の病態

2 喘息の診断

3 検査・評価

4 治療

5 合併症

6 吸入療法など

7 小児の喘息

8 その他

8-4 地域連携パス

1）目的

● 継続的な治療が困難な高齢者などの喘息患者を，かかりつけ医を中心に専門医，薬剤師などの医療職が連携して地域全体で患者を支えるネットワークを構築する．

● かかりつけ医が行う喘息診療レベルを，専門医による検査・診療・治療方針の見直しなどを通して，より高める．

2）非専門医・かかりつけ医が行うべき準備

● パス導入患者の選定，説明，同意の取得（個人情報への配慮を忘れずに）

● ネットワークの構築；パスの共有方法の確認

　専門医：連絡先を明確にする（医療連携室）；喘息日記，ピークフローメーターの供与

　薬剤師：吸入指導箋の準備

3）基本的な役割分担

● 図 8-1 に示す地域連携パスの概念に沿って病状安定期・状態悪化時の対応を行っていく．

● かかりつけ医は 1〜2 か月ごとに通常の診療を行い，治療を継続する．

● 専門医は半年〜1 年ごとに診療し，定期的な検査（胸部 X 線，呼吸機能検査，FeNO，採血などによるバイオマーカー）による客観的評価を通して，ステップアップ，ステップダウンなどの治療方針を調整し，かかりつけ医にフィードバックする．

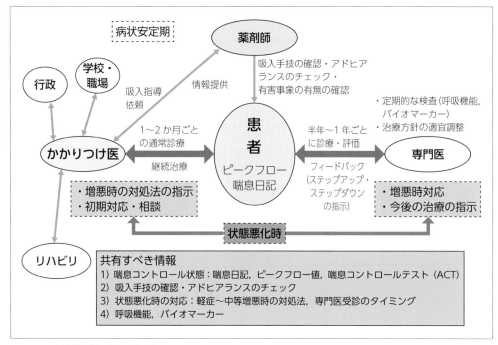

図 8-1　地域連携パスの概念

● 図 8-2 に地域連携パスの具体例を示す.

	紹介	1か月	2か月	3か月	4か月	5か月	6か月	7か月	8か月	9か月	10か月	11か月	12か月
受診日	／	／	／	／	／	／	／	／	／	／	／	／	／
施設	専門医	かかりつけ医					専門医	かかりつけ医					専門医
概要	かかりつけ医に紹介	かかりつけ医で喘息の状態を確認してもらい指示を受けながら，治療を継続してください					必要に応じ治療変更	かかりつけ医で喘息の状態を確認してもらい指示を受けながら，治療を継続してください					必要に応じ治療変更
喘息日記 PEF 測定	喘息日記を継続してつけて，かかりつけ医・専門医受診時には必ず日記を持参してくださいあわせて吸入・服薬状況と，ピークフロー値を朝晩 1 日 2 回測定し，日記に記載してください												
日記確認	●	○	○	○	○	○	○	●	○	○	○	○	●
吸入指導	●	○		○				●			○		●
ACT スコア													
点													
採血	●							●					●
好酸球数													
総 IgE 値													
胸部 X 線	●												●
所見													
呼吸機能	●							●					●
1 秒量													
呼気 NO													
状態悪化時の対応	かぜをひくなどで喘息症状が悪くなった場合，まずはかかりつけ医から渡された書面に従って対処を行ってくださいそれでも改善がない場合は，かかりつけ医に相談し，必要があれば専門医を受診してください												

図 8-2　地域連携パスの例

8-5 医療連携が可能な大学病院など

医療連携が可能な大学病院など主な病院を紹介する.

施設名	郵便番号	住所	施設名	郵便番号	住所
北海道大学病院	060-8648	札幌市北区北 14 条西 5	慶應義塾大学病院	160-8582	新宿区信濃町 35
札幌医科大学附属病院	060-8543	札幌市中央区南 1 条西 16 丁目 291	東京医科歯科大学病院	113-8519	文京区湯島 1-5-45
旭川医科大学病院	078-8510	旭川市緑が丘東 2 条 1-1-1	東京慈恵会医科大学附属病院	105-8471	港区西新橋 3-19-18
弘前大学医学部附属病院	036-8563	弘前市本町 53	順天堂大学医学部附属順天堂医院	113-8431	文京区本郷 3-1-3
岩手医科大学附属病院	028-3695	紫波郡矢巾町医大通 2-1-1	日本大学医学部附属板橋病院	173-8610	板橋区大谷口上町 30-1
東北大学病院	980-8574	仙台市青葉区星陵町 1-1	虎の門病院	105-8470	港区虎ノ門 2-2-2
東北医科薬科大学病院	983-8512	仙台市宮城野区福室 1-12-1	東京医科大学八王子医療センター	193-0998	八王子市館町 1163
秋田大学医学部附属病院	010-8543	秋田市広面字蓮沼 44-2	昭和大学病院	142-8666	品川区旗の台 1-5-8
山形大学医学部附属病院	990-9585	山形市飯田西 2-2-2	昭和大学江東豊洲病院	135-8577	江東区豊洲 5-1-38
福島県立医科大学附属病院	960-1295	福島市光が丘 1	国立成育医療研究センター	157-8535	世田谷区大蔵 2-10-1
筑波大学附属病院	305-8576	つくば市天久保 2-1-1	帝京大学医学部附属病院	173-8606	板橋区加賀 2-11-1
獨協医科大学病院	321-0293	下都賀郡壬生町大字北小林 880	東邦大学医療センター大森病院	143-8541	大田区大森西 6-11-1
自治医科大学附属病院	329-0498	下野市薬師寺 3311-1	東京医科大学病院	160-0023	新宿区西新宿 6-7-1
群馬大学医学部附属病院	371-8511	前橋市昭和町 3-39-15	東邦大学医療センター大橋病院	153-8515	目黒区大橋 2-22-36
埼玉医科大学病院	350-0495	入間郡毛呂山町毛呂本郷 38	日本赤十字社医療センター	150-8935	渋谷区広尾 4-1-22
獨協医科大学埼玉医療センター	343-8555	越谷市南越谷 2-1-50	東海大学医学部付属八王子病院	192-0032	八王子市石川町 1838
防衛医科大学校病院	359-8513	所沢市並木 3-2	北里大学北里研究所病院	108-8642	港区白金 5-9-1
千葉大学医学部附属病院	260-8677	千葉市中央区亥鼻 1-8-1	日本医科大学付属病院	113-8603	文京区千駄木 1-1-5
東京慈恵会医科大学附属柏病院	277-8567	柏市柏下 163-1	東京慈恵会医科大学附属第三病院	201-8601	狛江市和泉本町 4-11-1
国際医療福祉大学成田病院	286-8520	成田市畑ヶ田 852	杏林大学医学部付属病院	181-8611	三鷹市新川 6-20-2
東邦大学医療センター佐倉病院	285-8741	佐倉市下志津 564-1	山王病院	107-0052	港区赤坂 8-10-16
順天堂大学医学部附属浦安病院	279-0021	浦安市富岡 2-1-1	東海大学医学部付属病院	259-1193	伊勢原市下糟屋 143
国際医療福祉大学市川病院	272-0827	市川市国府台 6-1-14	北里大学病院	252-0375	相模原市南区北里 1-15-1
帝京大学ちば総合医療センター	299-0111	市原市姉崎 3426-3	聖マリアンナ医科大学病院	216-8511	川崎市宮前区菅生 2-16-1
国立国際医療研究センター病院	162-8655	新宿区戸山 1-21-1	国立病院機構相模原病院	252-0392	相模原市南区桜台 18-1
東京大学医学部附属病院	113-8655	文京区本郷 7-3-1	聖マリアンナ医科大学横浜市西部病院	241-0811	横浜市旭区矢指町 1197-1
東京女子医科大学病院	162-8666	新宿区河田町 8-1	昭和大学横浜市北部病院	224-8503	横浜市都筑区茅ヶ崎中央 35-1
国立病院機構東京病院	204-8585	清瀬市竹丘 3-1-1			

1 喘息の病態 / 2 喘息の診断 / 3 検査・評価 / 4 治療 / 5 合併症 / 6 吸入療法など / 7 小児の喘息 / 8 その他

施設名	郵便番号	住所
横浜市立大学附属市民総合医療センター	232-0024	横浜市南区浦舟町 4-57
横浜市立大学附属病院	236-0004	横浜市金沢区福浦 3-9
帝京大学医学部附属溝口病院	213-8507	川崎市高津区二子 5-1-1
新潟大学医歯学総合病院	951-8520	新潟市中央区旭町通一番町 754
金沢医科大学氷見市民病院	935-8531	氷見市鞍川 1130
富山大学附属病院	930-0194	富山市杉谷 2630
金沢医科大学病院	920-0293	河北郡内灘町大学 1-1
金沢大学附属病院	920-8641	金沢市宝町 13-1
福井大学医学部附属病院	910-1193	吉田郡永平寺町松岡下合月 23-3
福井赤十字病院	918-8501	福井市月見 2-4-1
信州大学医学部附属病院	390-8621	松本市旭 3-1-1
静岡県立総合病院	420-8527	静岡市葵区北安東 4-27-1
浜松医科大学医学部附属病院	431-3192	浜松市東区半田山 1-20-1
国際医療福祉大学熱海病院	413-0012	熱海市東海岸町 13-1
愛知医科大学病院	480-1195	長久手市岩作雁又 1-1
藤田医科大学病院	470-1192	豊明市沓掛町田楽ヶ窪 1-98
名古屋市立大学病院	467-8602	名古屋市瑞穂区瑞穂町字川澄 1
名古屋市立大学医学部附属西部医療センター	462-8508	名古屋市北区平手町 1-1-1
名古屋市立大学医学部附属東部医療センター	464-8547	名古屋市千種区若水 1-2-23
藤田医科大学ばんたね病院	454-8509	名古屋市中川区尾頭橋 3-6-10
名古屋大学医学部附属病院	466-8560	名古屋市昭和区鶴舞町 65
三重大学医学部附属病院	514-8507	津市江戸橋 2-174
国立病院機構三重病院	514-0125	津市大里窪田町 357
滋賀医科大学医学部附属病院	520-2192	大津市瀬田月輪町
京都府立医科大学附属病院	602-8566	京都市上京区河原町通広小路上る梶井町 465
京都大学医学部附属病院	606-8507	京都市左京区聖護院川原町 54
田附興風会医学研究所北野病院	530-8480	大阪市北区扇町 2-4-20

施設名	郵便番号	住所
大阪公立大学医学部附属病院	545-0051	大阪市阿倍野区旭町 1-5-7
大阪医科薬科大学病院	569-8686	高槻市大学町 2-7
近畿大学病院	589-8511	大阪狭山市大野東 377-2
関西医科大学附属病院	573-1191	枚方市新町 2-3-1
関西医科大学総合医療センター	570-8507	守口市文園町 10-15
大阪大学医学部附属病院	565-0871	吹田市山田丘 2-15
兵庫医科大学病院	663-8501	西宮市武庫川町 1-1
神戸大学医学部附属病院	650-0017	神戸市中央区楠町 7-5-2
近畿大学奈良病院	630-0293	生駒市乙田町 1248-1
奈良県立医科大学附属病院	634-8522	橿原市四条町 840
和歌山県立医科大学附属病院	641-8510	和歌山市紀三井寺 811-1
鳥取大学医学部附属病院	683-8504	米子市西町 36-1
島根大学医学部附属病院	693-8501	出雲市塩冶町 89-1
川崎医科大学附属病院	701-0192	倉敷市松島 577
川崎医科大学総合医療センター	700-8505	岡山市北区中山下 2-6-1
岡山大学病院	700-8558	岡山市北区鹿田町 2-5-1
広島大学病院	734-8551	広島市南区霞 1-2-3
山口大学医学部附属病院	755-8505	宇部市南小串 1-1-1
徳島大学病院	770-8503	徳島市蔵本町 2-50-1
香川大学医学部附属病院	761-0793	木田郡三木町池戸 1750-1
愛媛大学医学部附属病院	791-0295	東温市志津川 454
高知大学医学部附属病院	783-8505	南国市岡豊町小蓮 185-1
九州大学病院	812-8582	福岡市東区馬出 3-1-1
福岡大学病院	814-0180	福岡市城南区七隈 7-45-1
福岡大学筑紫病院	818-8502	筑紫野市俗明院 1-1-1
産業医科大学病院	807-8555	北九州市八幡西区医生ケ丘 1-1
久留米大学病院	830-0011	久留米市旭町 67
佐賀大学医学部附属病院	849-8501	佐賀市鍋島 5-1-1
長崎大学病院	852-8501	長崎市坂本 1-7-1
熊本大学病院	860-8556	熊本市中央区本荘 1-1-1
大分大学医学部附属病院	879-5593	由布市挾間町医大ヶ丘 1-1
宮崎大学医学部附属病院	889-1692	宮崎市清武町木原 5200
鹿児島大学病院	890-8520	鹿児島市桜ケ丘 8-35-1
琉球大学病院	903-0215	中頭郡西原町字上原 207

1 眼瞼の腫瘍
2 眼瞼の診断
3 検査・評価
4 治療
5 合併症
6 嵌入睫毛など
7 小児の眼瞼
8 その他

1
喘息の病態

2
喘息の診断

3
検査・評価

4
治療

5
合併症

6
吸入療法など

7
小児の喘息

8
その他

8-6　喘息に関するWeb情報

一般社団法人日本喘息学会 (https://jasweb.or.jp)

喘息患者のおよそ70～80％は完全にコントロールされていないという調査結果があり，喘息診療のより広い普及・啓発を目指して2020年に設立された．Webサイトでは『ホー吸入』などを動画で解説している．

〒151-0051　東京都渋谷区千駄ヶ谷4-20-1-7階

TEL：03-5843-0101/FAX：03-5410-3030/E-mail：info@jasweb.or.jp

一般社団法人日本アレルギー学会 (https://www.jsaweb.jp)

広くアレルギーの介在している疾患を対象疾患として取り組み，アレルギー専門医の育成と認定を行っている．年に1回，学術大会と総合アレルギー講習会を開催しており，学術大会では同時に市民公開講座も開催している．

〒110-0005　東京都台東区上野1-13-3　MYビル4階

TEL：03-5807-1701/Fax：03-5807-1702/E-mail：info@jsaweb.jp

一般社団法人日本呼吸器学会 (https://www.jrs.or.jp)

新型コロナウイルス感染症などの感染性呼吸器疾患，COPDなどの気道閉塞性疾患，喘息などのアレルギー性肺疾患をはじめ，あらゆる呼吸器疾患の情報を提供している．5月9日を「呼吸の日」，8月1日を「肺の日」と定めて啓発活動を進めている．

〒113-0033　東京都文京区本郷3-28-8　日内会館7階

TEL：03-5805-3553/FAX：03-5805-3554/E-mail：info@jrs.or.jp

一般社団法人日本小児アレルギー学会 (https://www.jspaci.jp)

子どもたちがアレルギーを克服することをサポートする臨床医や研究者を育成している．学術大会を年に1回開催し，同時に市民公開講座も開催している．Webサイトからは災害時の対応のパンフレットなどがダウンロードできる．

〒110-0005　東京都台東区上野1-13-3　MYビル4階

TEL：03-6806-0203/Fax：03-6806-0204/E-mail：info@jspaci.jp

公益財団法人日本アレルギー協会 (https://www.jaanet.org)

「アレルギー疾患の克服」のための研究・調査や啓発・指導を行っている．毎年「アレルギー週間」（2月20日を中心）を定めて，全国の各支部で患者向け研修会などを開催している．

〒102-0074　東京都千代田区九段南4-1-8　第二小磯ビル2階

TEL：03-3222-3437/Fax：03-3222-3438/E-mail：office@jaanet.org

独立行政法人環境再生保全機構 (https://www.erca.go.jp/yobou/zensoku/index.html)

喘息やCOPD，大気汚染などの情報を提供している．吸入手技解説のDVD作成や動画（総監修：東田有智，企画・編集：堀口高彦，近藤りえ子）を提供している．

〒212-8554　神奈川県川崎市幸区大宮町1310番　ミューザ川崎セントラルタワー

TEL：044-520-9501/Fax：044-520-2131/E-mail：erca@erca.go.jp

喘息診療実践ガイドライン 2024

2024 年 7 月 13 日　　　第 1 版第 1 刷発行

■作成　　　　　　　　一般社団法人日本喘息学会喘息診療実践ガイドライン作成委員会
■編集・制作・発売　　株式会社協和企画
　　　　　　　　　　　〒 101-0062　　東京都千代田区神田駿河台 4 丁目 6
　　　　　　　　　　　御茶ノ水ソラシティ 13 階
　　　　　　　　　　　https://www.kk-kyowa.co.jp/
　　　　　　　　　　　※お問い合わせは上記 Web サイトの《お問い合わせフォーム》からお願いします。

■印刷　　　　　　　　株式会社アイワード

ISBN978-4-87794-238-0　　C3047　　￥2200E
定価：2,420 円（本体 2,200 円＋税 10%）